Manual de Medicina Musculoesquelética

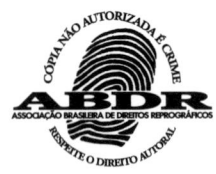

C776m   Cooper, Grant.
         Manual de medicina musculoesquelética / Grant
         Cooper, Joseph E. Herrera ; tradução Jacques Vissoky. –
         Porto Alegre : Artmed, 2009.
         272 p. ; 12 x 20 cm.

         ISBN 978-85-363-1946-9

         1. Sistema musculoesquelético. 2. Medicina. I. Herrera,
         Joseph E. II. Título.

CDU 616.7/.769

Catalogação na publicação: Renata de Souza Borges CRB-10/1922

Manual de Medicina Musculoesquelética

Grant Cooper, M.D.
Fellow, Interventional Spine, Sports, and
Musculoskeletal Medicine
Department of Orthopedics and Rehabilitation Medicine
Beth Israel Medical Center
New York, New York

Joseph E. Herrera, D.O., FAAPMR
Director of Sports Medicine
Interventional Spine and Sports Medicine Division
Department of Rehabilitation Medicine
Mount Sinai School of Medicine
New York, New York

Tradução:
Jacques Vissoky

Consultoria, supervisão e revisão técnica desta edição:
Sizínio K. Hebert
Chefe do Departamento de Ortopedia da PUCRS (1979-1991)
Membro da Comissão de Ensino Continuado (1988-1989)
e Comissão de Ensino e Treinamento (1990-1993)
da Sociedade Brasileira de Ortopedia e Traumatologia (SBOT)
Membro fundador da Sociedade Brasileira de Ortopedia Pediátrica

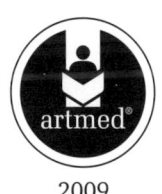

2009

Obra originalmente publicada sob o título Manual of Musculoskeletal Medicine, 1/Ed.

ISBN 978-0-7817-7919-7

© 2008 by Lippincott Williams & Wilkins, a Wolters Kluwer business

Published by arrangement with Lippincott Williams & Wilkins/Wolters Kluwer Health Inc. USA

Indicações, reações colaterais e programação de dosagens estão precisas nesta obra, mas poderão sofrer mudanças com o tempo. Recomenda-se ao leitor sempre consultar a bula da medicação antes de sua administração. Os autores e editoras não se responsabilizam por erros ou omissões ou quaisquer consequências advindas da aplicação de informação contida nesta obra.

Capa
Mário Röhnelt

Preparação do original
César Rodrigues Pereira

Leitura final
Janaína Pinto Soares

Supervisão editorial
Cláudia Bittencourt

Projeto e editoração
Armazém Digital® Editoração Eletrônica – Roberto Carlos Moreira Vieira

Reservados todos os direitos de publicação, em língua portuguesa, à

ARTMED® EDITORA S.A.
Av. Jerônimo de Ornelas, 670 – Santana
90040-340 Porto Alegre RS
Fone: (51) 3027-7000 Fax: (51) 3027-7070

É proibida a duplicação ou reprodução deste volume, no todo ou em parte, sob quaisquer formas ou por quaisquer meios (eletrônico, mecânico, gravação, fotocópia, distribuição na Web e outros), sem permissão expressa da Editora.

SÃO PAULO
Av. Angélica, 1091 – Higienópolis
01227-100 São Paulo SP
Fone: (11) 3665-1100 Fax: (11) 3667-1333

SAC 0800 703-3444

IMPRESSO NO BRASIL
PRINTED IN BRAZIL

À minha esposa, Ana, por ter dado sentido a tudo isso.
GC

À minha esposa, Sandra, pela inspiração,
pelo apoio e pelo encorajamento.
JH

Agradecimentos

Várias pessoas tornaram este livro possível. Agradeço ao meu coautor, doutor Joe Herrera. Eu não poderia pedir um colega e amigo melhor. Agradeço, também, à Lippincott Williams & Wilkins. Nosso editor, Bob Hurley, foi extremamente útil. Sua cooperação e sua experiência ajudaram a tornar este livro uma realidade. Obrigado a Eileen Wolfberg, nossa coordenadora de programa na LWW. A genialidade, o espírito e a paixão de Eileen foram indispensáveis para a criação desta obra. Obrigado, também, a Dave Murphy, o editor-administrador deste livro. Dave foi responsável por uma grande parte do trabalho pesado utilizado para a criação deste projeto, pelo qual sou muito grato.

Agradeço a minha adorável esposa, Ana, que, além de tudo, serviu de modelo para as fotos deste livro.

É um privilégio ter a oportunidade de agradecer aos doutores Robert Gotlin, Stuart Kahn e Alexander Lee por sua assistência contínua a tudo que faço. Obrigado também a meus pais por seu encorajamento e apoio ininterruptos. E, finalmente, obrigado a Dragomir, Ljubica, Jason, Aaron, Sharon, Robin, John, Emma, Allison, Viktor, Mark, Bob e doutor Holstein pelo auxílio, cuidado e apoio contínuos a cada passo dessa caminhada.

Grant Cooper, MD

Primeiramente, gostaria de agradecer a meu coautor, doutor Grant Cooper. Sem sua visão, sua energia e sua paciência, este livro não seria possível. Obrigado a Ana por seu tempo como modelo nas fotografias deste livro. Também gostaria de mencionar e agradecer a Bob Hurley e Eileen Wolfberg, da Lippincott Williams & Wilkins. Um agradecimento especial aos doutores Kristjan Ragnarsson, Robert Gotlin, Stuart Kahn e Gregory Mulford por sua tutoria, que ajudou a me transformar no médico que sou hoje.

Gostaria de agradecer a meus pais e a minha irmã, Sacha, que me deram o amor e o apoio para perseverar e ter sucesso.

Joseph E. Herrera, DO

Prefácio

As condições musculoesqueléticas estão entre as causas mais comuns que levam um paciente a visitar o médico. A "dor nas costas", isoladamente, é o segundo fator mais frequente para que um paciente consulte um médico de cuidados primários. Apesar da ubiquidade das queixas musculoesqueléticas, a maioria dos médicos ainda se sente desconfortável para enfrentar essas condições. Em geral, os pacientes são tratados com fármacos anti-inflamatórios não-esteroides (AINEs) e analgésicos, até que a dor chegue a um ponto em que seja necessário encaminhá-los a ortopedistas para avaliação cirúrgica. Os ortopedistas, por sua vez, podem estar menos familiarizados com os algoritmos de cuidados conservadores e acabar encaminhando o paciente para fisiatras ou especialistas clínicos em esportes.

Este *Manual de medicina musculoesquelética* fornece uma abordagem passo a passo para o diagnóstico e o tratamento não-cirúrgico dos sintomas musculoesqueléticos mais comuns. Cada seção é introduzida por um algoritmo de diagnóstico e tratamento dessas condições (p. ex., "dor no ombro", "dor anterior no joelho"). Explicações abrangentes são usadas para fornecer o retrato mais realista possível da queixa e de como ela deve ser abordada e manejada, de forma lógica e gradual.

Naturalmente, no momento em que um livro se propõe a revisar uma quantidade grande de material e a condensá-lo da maneira mais abrangente e acessível possível, corre-se o risco de simplificação excessiva. É importante observar que este livro não pretende substituir textos mais detalhados. Ele fornece uma estrutura à qual o leitor pode anexar detalhes e nuanças adquiridos a partir de leituras adicionais e experiências clínicas.

O propósito principal deste *Manual de medicina musculoesquelética* é proporcionar ao clínico e ao médico de família informações suficientes para que se sintam confortáveis ao examinar e ao fazer o tratamento inicial das queixas musculoesqueléticas. Com as informações apresentadas aqui, o médico generalista deverá reconhecer quando poderá oferecer os cuidados apropriados e quando será a hora de encaminhar o paciente a um especialista. Além disso, poderá usar este livro para identificar quando uma condição musculoesquelética é uma situação de emergência e quando ela merece avaliação cirúrgica.

Fisiatras ou outros especialistas clínicos em medicina musculoesquelética podem usar este livro para guiar o diagnóstico e as abordagens de tratamento. Também é importante que o especialista clínico use as informações para identificar quando o encaminhamento a uma consulta cirúrgica é adequado.

Por fim, ortopedistas e neurocirurgiões podem empregar este manual para revisar os algoritmos de diagnóstico e tratamento não-cirúrgico. Naturalmente, este livro não transformará um cirurgião em um não-cirurgião. Em vez disso, quando um paciente apresentar-se a um cirurgião com "dor lombar" ou estiver sendo encaminhado para uma possível artrodese devido a um "disco herniado", o cirurgião poderá utilizá-lo para certificar-se de que o diagnóstico apropriado e o cuidado não-cirúrgico já tenham sido fornecidos antes de a opção cirúrgica ter sido cogitada.

Sumário

1 Dor no pescoço e dor irradiada para o braço 15
Radiculite cervical/radiculopatia 15
Distensão cervical 21
Dor miofascial cervical 23
Síndrome da articulação facetária cervical
(articulação zigoapofisária) 25
Neuralgia occipital 28
Dor discogênica cervical 30
Mielopatia cervical 32
Síndrome do desfiladeiro torácico 34
Síndrome de Parsonage-Turner/neurite braquial idiopática 35

2 Dor no ombro 39
Síndrome do impacto (tendinite do manguito rotador) 39
Ruptura completa do manguito rotador 45
Tendinite bicipital 48
Ruptura do tendão do bíceps 52
Lesão labral póstero-anterior e superior (SLAP) 54
Instabilidade do ombro/luxação do ombro 58
Artrite glenoumeral 63
Artrite da articulação acromioclavicular 67
Capsulite adesiva (ombro congelado) 69
Separação acromioclavicular 71

3 Dor no cotovelo 77
Epicondilite lateral (cotovelo de tenista) 77
Síndrome do túnel radial 81
Epicondilite medial (cotovelo de golfista) 83
Síndrome do túnel ulnar 87
Lesão do ligamento colateral ulnar 89
Bursite do olécrano 91
Síndrome do pronador 93

Síndrome do nervo interósseo anterior 95
Luxação do cotovelo 97
Fraturas do cotovelo 98

4 Dor no punho e na mão 103

Síndrome do túnel do carpo 103
Tenossinovite de De Quervain 110
Artrite da primeira articulação carpometacarpal
(artrite da base do polegar) 113
Polegar de esquiador (polegar de couteiro) 116
Dedo em gatilho 118
Cisto ganglionico 120
Ruptura e/ou avulsão do flexor profundo dos dedos 123
Fratura do escafoide 124
Entorse de punho 126
Síndrome da interseção 127
Entorse do dedo 128
Síndrome do canal de Guyon
(compressão ulnar no punho) 130
Doença de Dupuytren (doença do Viking) 131

5 Dor lombar e dor irradiada para a perna 135

Distensão/entorse lombar 135
Radiculite/radiculopatia lombossacra 138
Dor lombar discogênica 146
Síndrome da articulação facetária (doença zigoapofisária) 150
Dor na articulação sacroilíaca 153
Estenose vertebral 156
Espondilite anquilosante 158
Fratura da parte interarticular (espondilólise lombar) 160
Espondilolistese 163
Síndrome do piriforme 165
Coccidínia 168

6 Dor no quadril e na virilha 171

Distensão da virilha 171
Osteoartrite do quadril 173
Ruptura labral do quadril 176
Compressão do nervo cutâneo femoral lateral
(meralgia parestésica) 179

Neuropatia do obturatório 181
Bursite trocantérica 183
Tendinite/bursite do iliopsoas.. 185
Fratura por estresse do colo femoral... 187

7 Dor no joelho... 191

Osteoartrite do joelho 191
Ruptura meniscal.. 197
Lesão ligamentar... 202
Síndrome patelofemoral 206
Síndrome da banda iliotibial 208
Tendinite patelar (joelho do saltador) 210
Bursite da pata-de-ganso... 211
Bursite pré-patelar.. 214
Osteocondrite dissecante 215
Doença de Osgood-Schlatter... 217

8 Dor no tornozelo e no pé... 221

Entorse do tornozelo 221
Tendinite de Aquiles (bursite retrocalcânea;
síndrome de Haglund)... 226
Osteoartrite do tornozelo 228
Síndrome do túnel do tarso 230
Hálux rígido.. 231
Hálux valgo (joanete) 233
Fascite plantar 235
Neuroma interdigital (neuroma de Morton).............................. 237
Metatarsalgia 239
Entorse da MTF do hálux... 240
Ruptura do tendão do calcâneo 241
Lesão da panturrilha medial (perna de tenista).......................... 244
Síndrome do estresse tibial medial (agulhadas na canela)........... 246
Impacto anterior do tornozelo 247
Impacto posterior do tornozelo 249
Tendinite do flexor longo do hálux.. 250
Fraturas por estresse do tornozelo e do pé 252

Índice... **255**

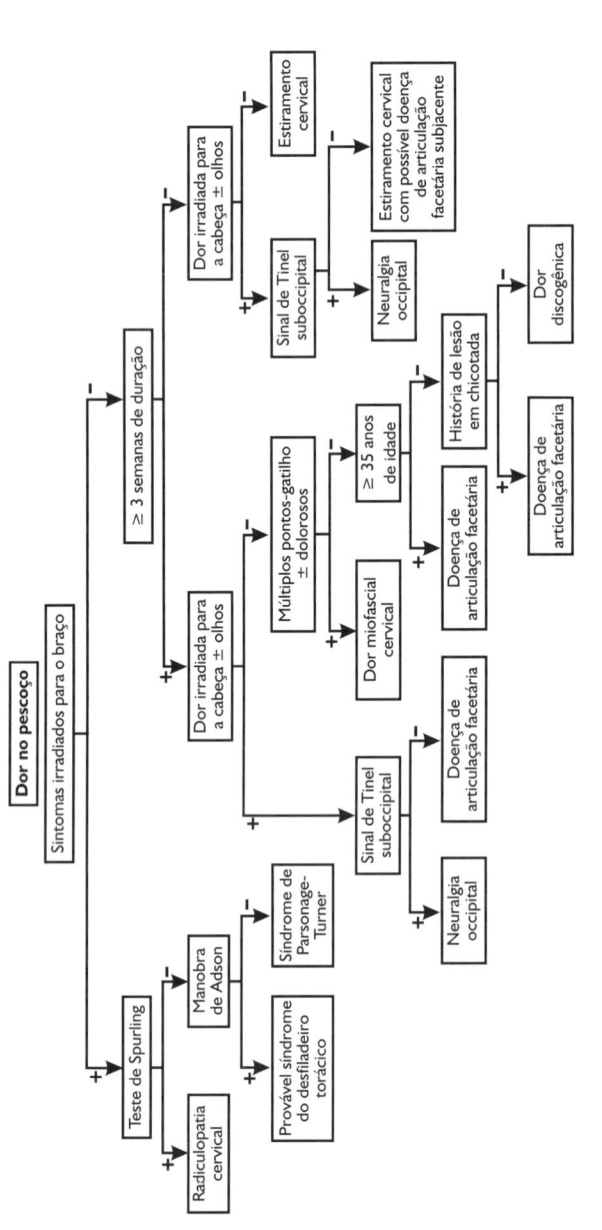

Dor no pescoço e dor irradiada para o braço

> **Sinais e sintomas de alerta**
>
> *Quaisquer destes sinais e sintomas requerem avaliação urgente e intervenção apropriada:*
>
> Febre
> Calafrios
> Perda de peso involuntária recente
> Sintomas neurológicos progressivos
> Mudanças nas funções intestinal ou vesical
> Trauma significativo que precipite sintomas

RADICULITE CERVICAL/RADICULOPATIA

A *radiculopatia cervical*, conforme o termo corrente, caracteriza-se por inflamação e/ou compressão da raiz nervosa e/ou do gânglio de raiz dorsal. Os sintomas de radiculopatia cervical tipicamente consistem em dor irradiada e/ou dormência do pescoço para o braço e, muitas vezes, para a mão. Em oposição a outros padrões de dor referida, que podem ser difusos e vagos em sua distribuição, os sintomas radiculares seguem, de forma característica, o esclerótomo da raiz nervosa envolvida. Assim sendo, é comum os pacientes localizarem com 2 ou 3 dedos a distribuição dos sintomas, de acordo com sua irradiação pelo braço (Fig. 1.1). O caráter da dor é descrito como "elétrico", "em queimação" e/ou "cortante". Isso contrasta com os outros padrões de dor referida, que podem ser mais "incômodos" e "constantes". A radiculopatia cervical também pode acarretar fraqueza dos músculos supridos pela raiz nervosa envolvida (Tab. 1.1).

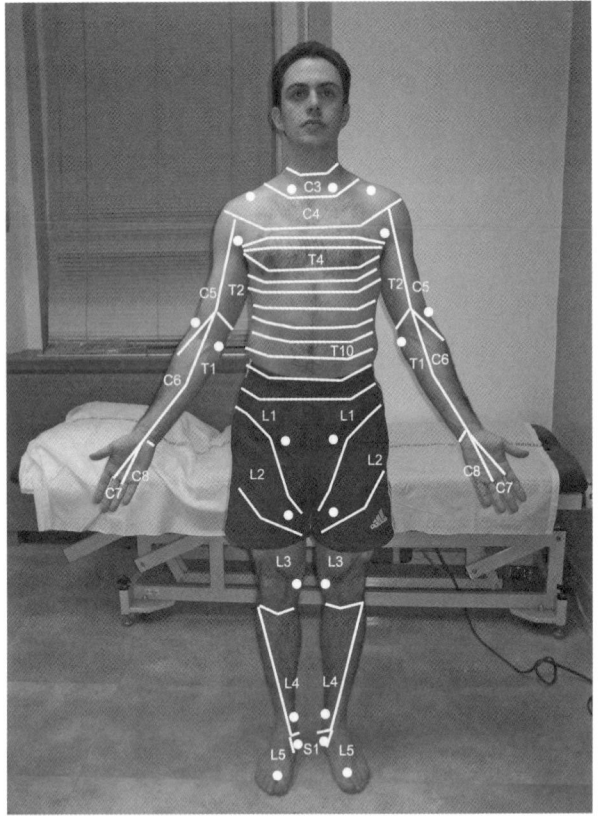

FIGURA 1.1 Os sintomas radiculares característicos seguem o esclerótomo da raiz nervosa envolvida. Sendo assim, os pacientes em geral podem localizar com 2 ou 3 dedos a distribuição dos sintomas, conforme sua irradiação pelo braço.

No raro caso em que os sintomas de radiculite cervical/radiculopatia tornam-se intensos e progressivos, ou quando os pacientes apresentam alterações súbitas em seus hábitos intestinais ou vesicais (como perda de continência), cuidados de emergência são necessários e o paciente deve buscar atendimento médico imediato.

TABELA 1.1
Padrões radiculares cervicais

Nível da raiz	Principais movimentos musculares envolvidos	Reflexos envolvidos	Sensibilidade diminuída
C5	Abdução delicada do ombro; flexão delicada do cotovelo	Bíceps	Deltoide e prega anterior e lateral do cotovelo
C6	Flexão delicada do cotovelo; extensão delicada do punho	Braquiorradial	Dorsal no primeiro dedo
C7	Extensão do cotovelo	Tríceps	Dorsal no terceiro dedo
C8	Flexão do dedo	Nenhum	Dorsal no quinto dedo
T1	Abdução do quinto dedo	Nenhum	Pregas anterior e medial do cotovelo

Apresentação clínica

O paciente apresenta-se com história típica de vários dias de dor no pescoço e irradiação de dor intermitente, em choque, ao braço e para dentro da mão. A dor pode ser posicional. Virar a cabeça na direção da dor tende a exacerbar os sintomas. Em virtude da gravidade dos sintomas, o paciente pode relatar dificuldade para dormir. O evento incitante muitas vezes é de difícil identificação. Entretanto, às vezes, os sintomas iniciam após um evento traumático ou um exercício, por exemplo, após uma parada de mão em alguns níveis mais altos de ioga.

Exame físico

O achado mais comum no exame físico é o teste de Spurling positivo. Nesse teste, a cabeça do paciente é rodada, de forma passiva, para o lado da dor e estendida. Uma leve pressão, direcionada para baixo, é então exercida sobre o topo da cabeça (Fig. 1.2). Essa manobra estreita o forame, colocando pressão sobre a raiz nervosa afetada. O teste é positivo quando reproduz os sintomas radiculares no braço do paciente. Se a dor estiver localizada no pescoço, o teste não será positivo. O movimento da cabeça para a direção oposta (rotação e extensão contralaterais) em geral alivia os sintomas, pois retira a pressão da raiz nervosa.

Déficits sensoriais podem ser observados na distribuição da raiz nervosa afetada (Fig. 1.1). A fraqueza costuma ser su-

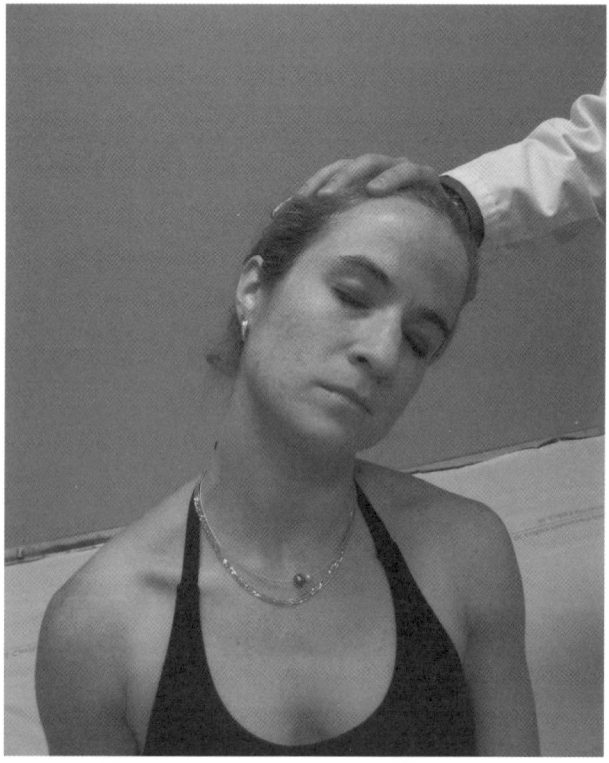

FIGURA 1.2 Teste de Spurling.

til, mas pode ser detectada. Os reflexos também podem estar diminuídos (Tab. 1.1).

O reflexo de Hoffman deve ser verificado (Fig. 1.3). Nesse teste, o dedo médio é "dobrado" e, se o primeiro ou o segundo dedo flexionar-se reflexamente, o sinal será positivo, indicando um problema no neurônio motor superior. A presença desse sinal deve levantar suspeitas sobre problemas subjacentes mais graves, como compressão da medula vertebral.

Estudos diagnósticos

Devem ser obtidas radiografias, as quais, provavelmente, revelarão estenose foraminal, diminuição na altura do disco e espondilose, mas, afora isso, estarão normais.

A ressonância magnética (RM) deve ser obtida, a menos que os sintomas sejam muito leves. A RM pode revelar estenose foraminal por hipertrofia de facetas (geralmente em pacientes mais velhos) ou um disco foraminal (geralmente em pacientes mais jovens).

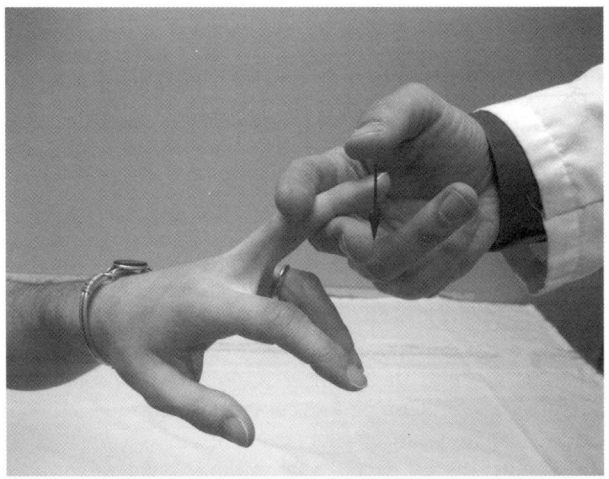

FIGURA 1.3 Teste de Hoffman.

Eletroneuromiografia/estudos de condução nervosa (EMG/ECN) não costumam ser necessários, a menos que o diagnóstico seja dúbio ou uma cirurgia esteja sendo cogitada.

Tratamento

O tratamento em geral começa com fisioterapia. Esta aborda a mecânica postural e a amplitude suave de movimentos, além de exercícios de fortalecimento. Fármacos anti-inflamatórios não-esteroides (AINEs) podem ser utilizados para ajudar no alívio da inflamação. O gelo (ou um pacote de ervilhas congeladas) pode ser um agente anti-inflamatório muito eficaz para essa patologia.

Se o sono for afetado, um relaxante muscular tomado à noite pode ser útil. Alguns médicos também sugerem oferecer um medicamento estabilizador do humor, como gabapentina ou pregabalina, que pode ajudar nos sintomas. Se os sintomas forem particularmente intensos, ou se o paciente desejar resultados mais objetivos, o uso de um esteroide oral, por pouco tempo, pode ser apropriado.

Deve-se ter cautela ao considerar o uso de esteroides orais, assegurando-se de que não haja discite ou outra causa inflamatória, ou maligna, para os sintomas. Os esteroides orais não devem ser usados nessas condições, pois podem piorar a doença. Pode ser aconselhável a obtenção de RM cervical antes da administração desses medicamentos.

Se o paciente não melhorar após 3 a 4 semanas, a partir dos cuidados conservadores descritos, a aplicação de uma infiltração epidural fluoroscopicamente guiada de esteroide pode ser considerada. As infiltrações de esteroides epidurais na coluna cervical costumam apresentar boa tolerância; no entanto, eventos adversos devastadores têm sido relatados, por isso, as infiltrações devem ser respeitadas, sendo aplicadas somente quando as medidas mais conservadoras tiverem falhado. Essas infiltrações também podem ser usadas antes, caso os sintomas do paciente sejam particularmente intensos e se ele estiver ciente dos riscos. Estes, embora raros, incluem paralisia e morte. Essas infiltrações, como todas as infiltrações, devem ser aplicadas apenas por especialistas experientes. Se a infiltração de esteroide epidural cervical apresentar resultados, mas os sintomas persistirem, pode-se cogitar uma segunda e, talvez, uma terceira aplicação. Se a primeira aplicação não ajudar, é improvável que uma nova infiltração seja útil (a menos que seja aplicada em nível diferente ou por abordagem diferente; p. ex., transforaminal ou interlaminar).

Caso os sintomas persistam apesar de cuidados conservadores agressivos, como infiltrações epidurais com esteroides, e alguma patologia seja identificada por RM, a cirurgia deve ser considerada. Sintomas progressivos ou alterações em hábitos intestinais ou vesicais representam a possibilidade de uma emergência cirúrgica, devendo ser avaliados imediatamente.

DISTENSÃO CERVICAL

Os músculos e os tendões do pescoço podem sofrer estiramentos em decorrência de uso excessivo, crônico e repetitivo, com postura inadequada e tensão, bem como por lesões agudas. As definições médicas nesse aspecto são difusas. Para os propósitos deste livro, o diagnóstico de "distensão cervical" é reservado a condições agudas provenientes de traumas relativamente menores (p. ex., dormir "errado" sobre o pescoço, durante uma noite; virar-se muito depressa para o lado), e o diagnóstico de "dor miofascial cervical" reserva-se a lesões crônicas de uso excessivo. Tal distinção é importante, pois os mecanismos de lesão são diferentes, como o são a história natural e o tratamento. Do mesmo modo, dores no pescoço após traumas significativos, como acidentes com veículos automotores (lesão em chicotada), também são categorias diferentes de lesão.

Apresentação clínica

O paciente em geral apresenta queixas de ter "dormido mal sobre o travesseiro" ou de ter voltado a cabeça com rapidez para cima e ter sentido uma dor aguda no pescoço. Para a maioria dos pacientes, a dor não é particularmente intensa, mas a amplitude de movimento cervical torna-se restrita em virtude da dor. A maioria dos pacientes espera alguns dias ou mais antes de ir ao médico. Quando o fazem, é porque a dor não melhorou. A dor encontra-se localizada e não se irradia. Além disso, o paciente não se queixa de dormência, formigamento ou fraqueza. Se as queixas incluírem dor irradiada em choque, dormência, formigamento ou fraqueza, deve-se suspeitar de outra causa, que não uma simples distensão muscular.

Exame físico

Os achados mais comuns no exame físico são dor focal, sensibilidade, defesa e diminuição da amplitude de movimentos do pescoço. Neurologicamente (em relação a força, sensibilidade e reflexos), o paciente está intacto. Se fizer com que o paciente se deite e apoie o pescoço com suas mãos (eliminando a gravidade), você poderá ser capaz de mover o pescoço dele, de forma passiva, em uma amplitude de movimento maior.

Estudos diagnósticos

Em geral, não há necessidade de exames, exceto para a exclusão de outras causas de dor cervical.

Tratamento

O tratamento começa pela compreensão do mecanismo de lesão. A distensão cervical é, em suma, uma tração muscular no pescoço. Uma vez que este está lesionado, o paciente para de usá-lo e ele torna-se rígido. O tratamento é direcionado à inflamação e à dor associada ao músculo, além de buscar o aumento suave da amplitude de movimento do pescoço.

Gelo e/ou calor são muito efetivos na redução alternada da inflamação e da rigidez muscular. A orientação e a educação desempenham papel fundamental no tratamento dessa condição. Os pacientes devem ser tranquilizados no sentido de que sua condição é comum e normal e de que quase sempre se resolve sozinha, dentro de algumas semanas. Os pacientes devem ser orientados a realizar exercícios suaves de amplitude de movimento. Um curso breve de fisioterapia pode ser útil. A terapia também pode abordar quaisquer anormalidades biomecânicas ou desequilíbrio postural subjacente que possam ter contribuído para a distensão. Os AINEs também podem ser úteis. Se os sintomas forem intensos, o uso de relaxantes musculares noturnos pode ajudar o paciente a adormecer. A restauração da normalidade do ciclo do sono é muito útil para a recuperação.

Se os sintomas persistirem por mais de três semanas, apesar dessas medidas de tratamento, deve-se suspeitar de outro diagnóstico.

DOR MIOFASCIAL CERVICAL

Esse distúrbio comum é um subproduto da mecânica postural inadequada e do estresse. Os pacientes que apresentam tal problema costumam passar muito tempo de seu dia curvados sobre um computador ou sobre uma pilha de documentos. O estresse também desempenha um papel nessa condição, levando a tensão adicional persistente nos músculos, piora da postura e diminuição da tolerância à dor, o que gera mais tensão.

Apresentação clínica

Os pacientes relatam dor no pescoço e em áreas periescapulares (ao redor dos músculos paravertebrais cervicotorácicos, romboides e do trapézio). A dor não irradia para os braços. Os pacientes costumam relatar que passam muito tempo sentados em frente a uma escrivaninha ou dirigindo. Via de regra, eles não têm um espaço de trabalho ergonomicamente otimizado, o que contribui para a tendência de agravamento da dor, que piora no fim do dia. O repouso geralmente alivia a dor. Esta pode ter estado presente por semanas, porém é mais comum que dure meses ou anos. Depois de algum tempo, os pacientes finalmente se cansam de sentir dor ou procuram um médico porque esta tem aumentado de forma progressiva.

Exame físico

Frequentemente, o primeiro elemento que você nota no exame é o fato de o paciente ter uma postura cifótica curvada para a frente. Os achados mais comuns no exame físico são os músculos paravertebrais cervicotorácicos, os romboides e o trapézio retesados. Pontos dolorosos e/ou pontos-gatilho são palpáveis nessas áreas. Neurologicamente, o paciente está intacto.

Testes diagnósticos

Em geral, não há necessidade de exames, exceto para a exclusão de outras causas potenciais.

Tratamento

A base do tratamento é a abordagem da biomecânica postural anormal subjacente. Isso se inicia por educação ergonômica e postural. A fisioterapia é muito útil para o fortalecimento dos estabilizadores escapulares, para o alongamento dos peitorais e para a melhora da postura. Assim como em qualquer fisioterapia, modalidades como calor e ultrassom podem fazer com que o paciente se sinta melhor durante a sessão de terapia, mas, para benefícios duradouros, ele deve exercitar-se durante a terapia, continuando um programa de exercícios domésticos.

O uso de acetaminofen ou AINEs, em adição à fisioterapia, também pode ser apropriado.

Se pontos-gatilho forem palpados, infiltrações nesses locais podem ajudar o paciente a sentir-se melhor mais cedo, apresentando saltos na recuperação (o paciente ainda precisa abordar a biomecânica postural anormal, ou os sintomas, quase certamente, voltarão a se manifestar de forma periódica).

SÍNDROME DA ARTICULAÇÃO FACETÁRIA CERVICAL (ARTICULAÇÃO ZIGOAPOFISÁRIA)

Sem dúvida, a causa única mais comum de dor crônica no pescoço (definida como dor cervical que dura mais de três meses) é a dor da articulação facetária. O termo apropriado de referência às articulações das facetas do pescoço é *articulações zigoapofisárias*, ou *articulações em Z*, como forma de abreviação. Assentindo com a convenção, neste livro, optou-se pelo termo articulações facetárias. A dor da articulação facetária responde por até 50% das dores crônicas do pescoço em pacientes com história de lesão em chicotada. As articulações facetárias facilitam a flexão, a extensão e a rotação do pescoço, limitando seu deslocamento para a frente e para baixo. Devido a sua orientação, as articulações facetárias cervicais superior e média (CIII-VI) realmente contribuem mais para a carga do que a articulação facetária cervical inferior (CVII), que dispersa sua carga sobre as lâminas.

Durante um trauma de alta velocidade no pescoço, os músculos menores dessa região não podem ser ativados a tempo de proteger as facetas. A etiologia exata da dor na articulação facetária não é conhecida.

As articulações facetárias são sinoviais, podendo, portanto, sofrer as mesmas lesões que qualquer articulação sinovial (p. ex., o joelho). Provavelmente, a síndrome da articulação facetária origina-se de uma combinação entre osteoartrite, microtrauma repetitivo e, talvez, história de macrotrauma.

Os puristas anatômicos observarão que, por não serem posicionadas posteriormente ao neuroeixo, as articulações atlantoccipital e CI-CII não são articulações facetárias verdadeiras.

Apresentação clínica

Os pacientes apresentam-se com queixas de dor axial no pescoço. A dor é descrita como incômoda e contínua. Quando as facetas inferiores estão envolvidas (CIV-VII), a dor pode irradiar-se na área periescapular. Quando as facetas superiores estão envolvidas (CI-III), a dor pode irradiar-se do occipital para a cabeça e os olhos. Muitos pacientes se apresentam com predominância de cefaleia e dor leve no pescoço. Ocasionalmente, a dor se irradia para o braço, e até à mão. Ao contrário da radiculite cervical, o paciente, em geral, não reclama de dores "irradiadas", "em choque", formigamento ou fraqueza. Para a maioria, no entanto, há história de lesão em chicotada. A lesão não precisa ter acontecido logo antes da dor, podendo ser uma ocorrência do passado distante, embora isso possa tornar a relação entre ambas menos clara.

Exame físico

Nenhuma característica distinguível por exame físico consegue efetuar o diagnóstico. A extensão de pescoço (que gera carga nas facetas) pode recriar a dor. Neurologicamente, o paciente está intacto. Os músculos que cobrem as facetas podem estar retesados e dolorosos devido à patologia da articulação facetária subjacente. Alguns médicos acreditam que, quando os pacientes se deitam, as facetas podem ser palpadas e que a reprodução da dor sinaliza para uma doença nas facetas.

Testes diagnósticos

Radiografias podem mostrar artropatia das facetas, o que não é diagnóstico para dor facetária. Do mesmo modo, a RM pode evidenciar artropatia facetária e inflamação; entretanto, baseando-se na literatura, esse fato não apresenta uma boa correlação com o alívio subsequente por infiltrações. Mesmo assim, a RM é importante para a avaliação das estruturas circundantes e para a exclusão de outras patologias. A RM também pode servir de orientação para tentativas de bloqueio das articulações facetárias. O único exame de imagens que se mostra promissor na capacidade de diagnóstico de dor da articulação facetária (na coluna lombar) é a cintilografia óssea com tomografia computadorizada por emissão de fóton único (SPECT). No entanto, essa abordagem diagnóstica ainda não substituiu o padrão-ouro de diagnóstico de dor na articulação facetária cervical.

O padrão-ouro de diagnóstico de dor na articulação facetária é realizado via infiltração. As articulações facetárias podem ser infiltradas por via intra-articular ou os nervos da ramificação medial dos ramos dorsais, que suprem as articulações facetárias, podem ser bloqueados. Muitos médicos preferem esse método, pois a infiltração intra-articular tanto pode ser terapêutica como pode oferecer informações diagnósticas. As infiltrações geralmente são efetuadas depois da obtenção de RM. A decisão de quais articulações facetárias serão bloqueadas é sempre difícil. De preferência, cada faceta deve ser infiltrada individualmente, a cada consulta. Desse modo, é mais fácil descobrir qual faceta é a causa real da dor. Além disso, os bloqueios duplos são preferidos, pois os bloqueios únicos das articulações facetárias apresentam uma taxa de 24% de resultados falso-positivos. No entanto, no "mundo real", com pacientes reais e convênios reais, é razoável a infiltração de várias facetas por vez. Como regra, se o paciente apresentar dor no pescoço e na cabeça, CII-III e, possivelmente, CI-II e CIII-IV devem ser infiltrados. Se o paciente tiver dor no pescoço e na região periescapular ou se a dor irradiar para o braço, CIV-V, CV-VI e CVI-VII devem ser injetados. Se o bloqueio for positivo, o paciente deve ter pelo menos 80% de alívio da dor, em, no mínimo, uma área em que a dor já existia.

Tratamento

Como foi mencionado, as infiltrações intra-articulares nas articulações facetárias costumam ser tanto terapêuticas como diagnósticas. Para maximizar a chance de melhora com essas infiltrações, os pacientes devem ser encaminhados a programas estruturados de fisioterapia. De fato, às vezes, somente a fisioterapia fornece o alívio adequado, de forma que o paciente não necessita ser submetido a quaisquer infiltrações.

Se as infiltrações fornecerem alívio temporário, e os sintomas retornarem, o próximo passo é a execução de rizotomia por radiofrequência dos ramos mediais que suprem as articulações facetárias envolvidas. Antes de efetuar a rizotomia por radiofrequência, infiltrações confirmatórias devem ser executadas para que se assegure que a(s) faceta(s) seja(m) a causa verdadeira da dor. As infiltrações devem consistir em bloqueios do ramo medial dos nervos que suprem a(s) articulação(ões). Uma vez que isso for realizado, a rizotomia por radiofrequência pode ser efetuada. Em suma, esse procedimento queima os ramos mediais, cortando o sinal desde a articulação facetária até o cérebro. Sem o sinal, o paciente não experimenta a dor. Os nervos se regeneram com o passar do tempo e nem sempre voltam a trazer dor. Entretanto, quando o fazem, o procedimento pode requerer repetição a cada seis meses ou a cada dois anos. O procedimento é realizado percutaneamente, sob orientação fluoroscópica. Quando realizado por um médico especialista experiente, esse procedimento é muito bem tolerado. Não há reações adversas conhecidas para os ramos mediais não-funcionantes.

NEURALGIA OCCIPITAL

A neuralgia occipital é uma causa relativamente comum, mas pouco contemplada, de cefaleia. Decorre de compressão e/ou irritação do terceiro nervo occipital quando ele passa aproximadamente a meio caminho entre o processo mastoide e a protuberância suboccipital. Essa patologia também pode coincidir com lesão em chicotada.

Apresentação clínica

Os pacientes queixam-se de dor pulsátil, que começa na região suboccipital e se estende sobre o escalpo, testa e para dentro do olho ipsilateral em um padrão acinturado. Os pacientes podem usar a palavra *enxaqueca* para descrever a dor. Por vezes, também reclamam de rigidez no pescoço. Curiosamente, essa distribuição de sintomas é quase idêntica ao padrão de dor irradiada da articulação facetária de CII-III. A diferenciação entre as duas patologias é feita com base no exame físico.

Exame físico

O sinal fundamental da neuralgia occipital é a reprodução de sintomas por pressão no nervo occipital ou por execução do teste de Tinel, aproximadamente a meio caminho entre o processo mastoide e a protuberância suboccipital. Esse achado no exame físico a difere do padrão de dor referida da articulação facetária cervical superior (classicamente, CII-III), que não pode ser reproduzida por palpação nessa área.

Testes diagnósticos

Exames diagnósticos geralmente não são indicados.

Tratamento

Infiltrações de esteroides e anestésicos no ponto de sensibilidade máxima podem ser muito efetivas no tratamento dessa condição. A fisioterapia com foco em alongamento suave, exercícios de amplitude de movimento e exercícios posturais também pode ser empregada.

Se não responder ao tratamento descrito, o paciente poderá apresentar dores na articulação facetária cervical superior com neuralgia occipital envolvente. Nesse ponto, pode ser indicada a investigação mais profunda das facetas.

DOR DISCOGÊNICA CERVICAL

Os discos cervicais podem ser uma fonte de dor, entretanto, isso é muito menos comum do que na coluna lombar. Os pacientes com essa patologia são tipicamente mais jovens (de 20 a 40 anos).

Apresentação clínica

Os pacientes costumam queixar-se de dor intensa no pescoço. A dor pode irradiar-se para a cabeça ou para as escápulas, sendo mais comum sua irradiação para a região escapular, pois os discos cervicais envolvidos são, normalmente, CV-VI ou CVI-VII. A cefaleia é um sintoma de apresentação rara. A menos que o disco esteja pressionando uma raiz nervosa ou um gânglio de raiz dorsal, o paciente não reclamará de irradiação da dor para o braço ou para a mão. É raro que a dor seja referida nessa distribuição, embora seja incômoda, constante e de difícil localização. O paciente não relatará dormência, fraqueza ou formigamentos.

Exame físico

No exame físico, o paciente pode apresentar mais dor por flexão do pescoço do que por extensão. A amplitude de movimento costuma ser restrita por causa da dor. Neurologicamente, o paciente está intacto.

Estudos diagnósticos

Radiografias podem ser úteis. A diminuição do espaço discal pode ser observada no disco envolvido, porém esse achado não é diagnóstico. A RM pode fornecer informações adicionais em relação a ressecamento discal, doença degenerativa discal, alterações inflamatórias e tecidos moles circundantes. Entretanto, a discografia cervical permanece, por fim, como o exame diagnóstico padrão-ouro. Trata-se de um procedimento invasivo, em que um meio de contraste é injetado sob pressão no(s) disco(s) cervical(ais) suspeito(s), sob orientação fluoroscópica. Esse exame costuma ser realizado na coluna lombar. Na coluna cervical, o teste somente deve ser executado se uma prótese discal cervical ou uma artrodese cervical estiverem sendo consideradas para a suspeita de dor discogênica. A incidência dessa patologia é rara; por isso, antes da discografia, o tratamento conservador agressivo deve ser levado ao extremo e outras fontes de dor devem ser investigadas se houver suspeita.

Tratamento

O suporte principal de tratamento da dor discogênica cervical presumida é conservador. A colocação de um colar cervical mole, à noite, pode ajudar a proteger o disco de torções noturnas desconfortáveis, quando os músculos do pescoço estão relaxados. No entanto, assim como em outras condições, o colar não deve ser usado durante o dia, pois a manutenção e o encorajamento da amplitude completa de movimento do pescoço são fundamentais para a recuperação. O gelo pode ser um agente anti-inflamatório potente. Os AINEs também são muito apropriados. Em geral, depois da obtenção da RM, o uso de esteroides é indicado para ajudar no alívio da inflamação do disco. A fisioterapia também é importante para ajudar no alongamento e no fortalecimento da musculatura circundante, bem como na otimização da mecânica postural.

A infiltração epidural cervical de esteroides, fluoroscopicamente guiada (a abordagem interlaminar pode ser melhor e mais segura para a dor discogênica presumida) pode ser cogitada. Trata-se de uma infiltração relativamente perigosa, já que pode resultar em paralisia e morte, ainda que isso seja raro. Entretanto, se o paciente não obtiver alívio com medidas mais conservadoras, essa intervenção pode ser apropriada.

Caso todas as medidas precedentes tenham falhado e a dor causar impactos sobre a qualidade de vida do paciente, medidas mais agressivas podem ser necessárias. Se outras fontes de dor tiverem sido excluídas, a discografia cervical pode confirmar o diagnóstico de dor discogênica. Uma vez que o diagnóstico for confirmado, a prótese de disco cervical e/ou a artrodese cervical serão os tratamentos adicionais em potencial.

MIELOPATIA CERVICAL

A mielopatia cervical é uma lesão compressiva da medula vertebral. Mielopatia significa, de fato, "distúrbio ou doença da medula vertebral". Essa condição tem ocorrência rara, mas requer avaliação e tratamento de emergência quando encontrada. Sua patologia subjacente costuma ser coluna degenerativa, podendo incluir discos herniados ou protrusos, hipertrofia de articulação facetária e hipertrofia ligamentar. Além disso, alguns indivíduos são geneticamente predispostos à mielopatia pelo estreitamento de seu canal vertebral.

Apresentação clínica

Em geral, os pacientes não relatam dor. Em vez disso, reclamam de "peso" nos braços e/ou nas pernas, instabilidade no movimento das suas mãos e/ou da marcha. Se os sintomas aparecerem de forma gradual, pode haver estenose foraminal concomitante; nesse caso, o paciente pode queixar-se de dor irradiada e outros sintomas radiculares. Além disso, os pacientes podem relatar perda de controle intestinal ou vesical.

Exame físico

Dependendo do nível e do grau de envolvimento, diversos sintomas podem ser observados, incluindo instabilidade nas mãos, marcha perturbada (p. ex., base alargada e espástica), fraqueza e diminuição da sensibilidade. Pode haver hiper-reflexia. O clono pode ser observado. O sinal de Hoffman pode estar presente. Nesse sinal, conforme já descrito, a articulação interfalângica distal do terceiro dedo é "dobrada". Se o primeiro ou o segundo dedo flexionarem de forma reflexa, o sinal é positivo, indicando um problema no neurônio motor superior (Fig. 1.3). O sinal de Lhermitte, uma sensação de choque que corre pelas costas e para as pernas, com flexão do pescoço, pode estar presente, indicando mielopatia.

Estudos diagnósticos

A mielopatia cervical requer avaliação de emergência. As radiografias são de fácil obtenção, mas provavelmente não revelarão a causa subjacente dos sintomas. Uma RM deve ser obtida. Se o paciente tiver alguma contraindicação para a RM, a tomografia computadorizada (TC) com mielografia é uma boa alternativa.

Tratamento

Um paciente com mielopatia cervical deve passar por consultoria cirúrgica. Caso os sintomas sejam progressivos ou se desenvolvam de repente, a consulta cirúrgica deve ser de emergência. A cirurgia é necessária para a estabilização da coluna e para a prevenção de lesões adicionais. Em alguns casos, dependendo do grau dos sintomas, da progressão do processo e de comorbidades, o paciente pode ser tratado de modo conservador. Entretanto, é necessária a vigilância atenta desses pacientes. A mielopatia cervical, quando não verificada ou despercebida, pode resultar em dano medular grave permanente.

SÍNDROME DO DESFILADEIRO TORÁCICO

A síndrome do desfiladeiro torácico (SDT) é um diagnóstico bastante controverso. Há várias classificações para diferenciar os tipos de SDT. Em geral, ela envolve uma lesão compressiva, ou de outra ordem, nas estruturas neurovasculares da região torácica superior, na raiz do pescoço. Os escalenos, a primeira costela, a costela cervical, o peitoral menor e outras estruturas têm sido implicados nessa condição. Alguns estudiosos sugeriram que a "SDT neurogênica verdadeira" envolve a observação clara das anormalidades nervosas na EMG/ECN. A "SDT vascular verdadeira" envolve dano subclávio arterial ou venoso, observado em arteriografia ou venografia. A SDT "não-específica", ou "dúbia", não apresenta uma lesão claramente observável. A SDT dúbia é a forma mais comum.

Apresentação clínica

Os pacientes geralmente relatam dor irradiada para o braço, dormência e formigamento. Os sintomas costumam ser similares aos de um paciente com radiculite, entretanto, podem ser mais vagos em distribuição, incluindo múltiplos esclerótomos. Além disso, são relatados sintomas autonômicos como frieza e palidez nas mãos.

Exame físico

Dormência e/ou fraqueza podem ser encontradas na distribuição dos nervos envolvidos. O teste mais comum no exame físico, usado na avaliação de SDT, é a manobra de Adson. Nessa manobra, o paciente senta-se e seu pulso radial é monitorado. A cabeça do paciente é estendida e flexionada em direção a um lado e depois para o outro. O paciente é instruído a respirar fundo quando sua cabeça for girada. Se o pulso radial diminuir quando a cabeça for girada para o lado afetado, há suspeita de SDT. No entanto, esse teste não é específico, podendo ocorrer muitos falsos-positivos. Outro teste consiste na elevação do braço do paciente na posição abduzida e flexionada, acima da cabeça. Alguns médicos acreditam que, se o pulso radial diminuir ou se os sintomas forem reproduzidos, esse desfecho sugere SDT.

Estudos diagnósticos

Em geral, apenas as radiografias são inicialmente necessárias. Os filmes podem revelar uma costela cervical. A RM também pode ser útil, embora não seja necessária no começo da avaliação do local específico do impacto. A RM também auxilia na eliminação de causas subjacentes mais graves, como tumor de Pancoast, se for presumido. Se houver suspeita de SDT vascular, um exame com Doppler pode ser útil. A angiografia e a venografia são invasivas, mas também podem ser obtidas. A EMG/ECN pode identificar a SDT neurogênica verdadeira, caso haja suspeita.

Tratamento

A base de tratamento é a fisioterapia focalizada no alongamento da parede torácica anterior e no fortalecimento dos retratores da escápula (trapézio e romboides), pois se acredita que as anormalidades posturais sejam responsáveis por muitos dos casos de SDT. Algumas modalidades (o ultrassom, em particular) podem ser úteis para ajudar na fisioterapia. A manipulação manual conservadora também pode ser indicada. A cirurgia é raramente indicada, e deve ser reservada para os casos graves, quando uma lesão identificável tiver sido encontrada e o tratamento conservador tiver falhado. As complicações decorrentes de cirurgia nessa região incluem as lesões do plexo braquial, como a lesão do nervo torácico longo.

Observe que, se o paciente não estiver melhorando com cuidados conservadores e agressivos, é apropriado, em especial nesse diagnóstico (que é controverso), que se retorne ao prontuário para que se tenha a certeza de que não se está lidando com uma etiologia diferente, como a radiculite, que poderia beneficiar-se de um outro algoritmo de tratamento.

SÍNDROME DE PARSONAGE-TURNER/ NEURITE BRAQUIAL IDIOPÁTICA

A síndrome de Parsonage-Turner é um distúrbio relativamente incomum que consiste em dor de início agudo no ombro e/ou no braço. Em suma, trata-se de uma inflamação idiopática de um ou mais nervos do plexo braquial. Sua etiologia é desconhecida, embora essa doença tenha sido relacionada a etiologia viral, bacteriana e outras etiologias imunes, como por vacinação recente. Antes de se fazer o diagnóstico, outras causas de compressão do plexo braquial e inflamação (como tumor) precisam ser excluídas.

Apresentação clínica

Os pacientes costumam se apresentar com dor de início agudo no ombro e/ou braço. Embora seja menos comum, o antebraço e/ou a mão também podem estar envolvidos. A dor é muito intensa e descrita como "em facada" e/ou constante. É exacerbada por movimento da extremidade envolvida. O movimento do pescoço não tende a aumentar a dor. Esta tende a diminuir durante o curso de 1 a 3 semanas, e a fraqueza ocorre na distribuição dos nervos envolvidos. A dormência também pode ocorrer. A tosse não agrava os sintomas.

Exame físico

Durante o evento agudo, os pacientes encontram-se em desconforto considerável. Em geral, protegem a extremidade envolvida, por meio da compensação promovida pelo lado não implicado. O exame é limitado em virtude da dor. Os músculos envolvidos ficam dolorosos. Conforme o evento agudo cede, pode-se observar a atrofia desses músculos. Do mesmo modo, fraqueza, diminuição da sensibilidade e hiporreflexia também podem ser observadas na distribuição do(s) nervo(s) envolvido(s).

Estudos diagnósticos

A EMC/NCS deve ser considerada para confirmação do diagnóstico. Entretanto, podem decorrer de 1 a 2 semanas até que a perda das amplitudes sensitiva e motora ocorra e de 2 a 3 semanas para que a EMG com agulha demonstre alterações.

Radiografias podem ser obtidas. A RM e/ou a tomomielografia devem ser realizadas para ajudar na exclusão de outras causas de compressão do plexo braquial. Além disso, se a EMG/ECN for inconclusiva, os exames de imagem podem apontar para etiologia radicular.

Tratamento

O tratamento inicial é o manejo da dor. Uma vez que a dor esteja sob controle, os analgésicos podem ser logo reduzidos, e o paciente pode ser encaminhado para um programa estruturado de fisioterapia, focalizado no fortalecimento e no alongamento. Os esteroides não são úteis para essa condição. A maioria dos pacientes evolui para a recuperação completa dentro de 1 a 2 anos. Se o paciente não estiver melhorando ou se os sintomas continuarem, apesar da fisioterapia agressiva, o tratamento cirúrgico pode ser considerado. A cirurgia costuma consistir em estabilização escapular e/ou transferências de tendões.

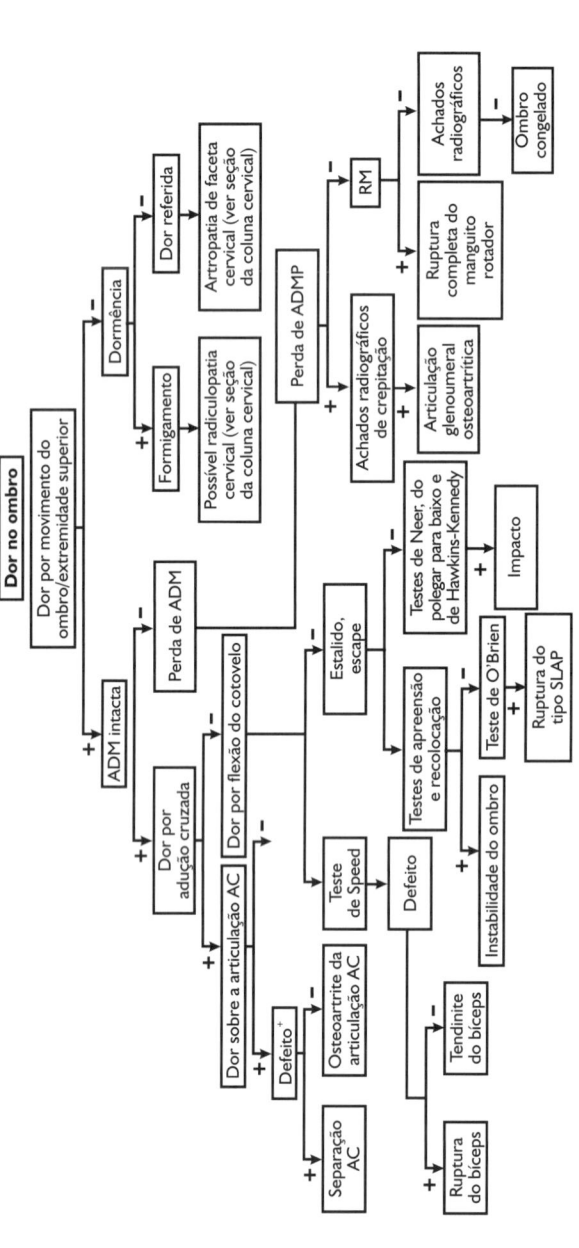

```
                                    Dor no ombro
                                          │
                    ┌─────────────────────┴─────────────────────┐
                    │                                           │
            Dor por movimento do ombro/extremidade superior
                    │
        ┌───────────┴───────────┐
        + ADM intacta           − Perda de ADM
        │                               │
  ┌─────┴─────┐                ┌────────┼────────┐
  + Dor por   − Dor por        + Formigamento   − Dormência
  adução      flexão do                │                │
  cruzada     cotovelo        Possível radiculopatia   Dor referida
                              cervical (ver seção      Artropatia de faceta
                              da coluna cervical)      cervical (ver seção
                                                       da coluna cervical)
```

Legenda (ramos inferiores):

- **Dor por adução cruzada**
  - **+ Dor sobre a articulação AC**
    - + Defeito → **Separação AC**
    - − Defeito → **Osteoartrite da articulação AC**
- **Dor por flexão do cotovelo**
  - **Teste de Speed**
    - Defeito
      - + Ruptura do biceps
      - − Tendinite do biceps
- **Perda de ADM** (ramo ADM intacta → Perda de ADM)
  - **Estalido, escape**
    - **Testes de apreensão e recolocação**
      - + Instabilidade do ombro
      - − Teste de O'Brien
        - + Ruptura do tipo SLAP
        - − Testes de Neer, do polegar para baixo e de Hawkins-Kennedy
          - + Impacto
- **Perda de ADMP**
  - + Achados radiográficos de crepitação → **Articulação glenoumeral osteoartrítica**
  - − RM
    - + Ruptura completa do manguito rotador
    - − Achados radiográficos
      - − **Ombro congelado**

AC, acromioclavicular; RM, ressonância magnética; ADMP, amplitude de movimento passivo; ADM, amplitude de movimento; SLAP, lábio superior ântero-posterior.

2
Dor no ombro

> **Sinais e sintomas de alerta**
>
> *Quaisquer destes sinais e sintomas requerem avaliação urgente e intervenção apropriada:*
>
> Febre
> Calafrios
> Articulação quente e edemaciada
> Sintomas neurológicos progressivos
> Perda do pulso

SÍNDROME DO IMPACTO (TENDINITE DO MANGUITO ROTADOR)

O manguito rotador é composto pelos músculos supraespinal, infraespinal, redondo menor e subescapular. A síndrome do impacto do tendão do manguito rotador é, talvez, a causa mais comum de dor no ombro observada pelos médicos. O impacto do tendão do manguito rotador ocorre no espaço subacromial. Nessa área, o tendão do manguito rotador é encontrado sob o arco coracoacromial (que inclui processo coracoide, ligamento coracoacromial, acrômio e cápsula articular acromioclavicular). É provável que os desequilíbrios musculares desempenhem algum papel para cada caso de impacto. Se os músculos do manguito rotador e os estabilizadores escapulares (p. ex., trapézio, romboides, serrátil anterior) estiverem corretamente condicionados, o tendão do manguito estará mais bem protegido e menos propenso a lesões. Quando esses músculos estão desequilibrados ou fracos, o tendão torna-se vulnerável, em particular, em virtude de atividades que envolvam movimentos repetitivos acima da cabeça.

Neer descreveu esse contínuo da patologia do manguito rotador em três estágios. O estágio I inclui microtrauma que leva a edema e hemorragia. O estágio II conduz à fibrose do tendão. No estágio III, o tendão se rompe. A apreciação desse *continuum* é útil como auxílio na compreensão da importância de cuidados precoces e conservadores agressivos.

A bursite subacromial também costuma estar presente com a síndrome do impacto. A bolsa subacromial assenta-se diretamente sob o acrômio, onde passa o tendão. A irritação dessa bolsa pode resultar em sintomas idênticos aos da síndrome do impacto. Além disso, pelo fato de os fatores causais serem os mesmos (pois podem e geralmente levam à inflamação do tendão) e como o tratamento é praticamente idêntico (a única exceção será mencionada mais tarde, na seção de tratamento), eles são considerados aqui como parte do mesmo *continuum* de patologia.

Apresentação clínica

Os pacientes apresentam-se com queixas típicas de dor aguda de início gradual, súpero-anterior e/ou lateral. A dor é exacerbada por atividades que envolvem movimentos acima da cabeça, como tênis, esportes de arremesso, natação ou halterofilismo. Dificuldades com atividades diárias como pentear o cabelo, alcançar o bolso traseiro e vestir uma camiseta ou um sutiã também são características da síndrome do impacto.

Se a dor no ombro permanecer por algumas semanas ou mais, ou se a dor tiver recorrido durante alguns anos, o paciente poderá notar rigidez no ombro e/ou fraqueza que limita atividades diárias como carregar bolsas ou erguer crianças. Isso é mais indicativo de síndrome do impacto de ombro que tenha se desenvolvido por ruptura leve do manguito rotador.

Exame físico

O teste de amplitude de movimento costuma ser irrestrito nos pacientes, mas pode-se observar um arco doloroso entre os

70 e os 120° de abdução do ombro. Vários testes específicos foram criados para testar a síndrome do impacto. Três testes adequados são o teste modificado de Hawkins-Kennedy, o teste de Neer e o teste do polegar para baixo. Cada um desses testes busca a reprodução dos sintomas do paciente, empurrando-se o complexo do manguito rotador para a superfície inferior do arco coracoacromial.

No teste modificado de Hawkins-Kennedy (Fig. 2.1), o braço do paciente é posicionado com o cotovelo flexionado em 90° e com abdução passiva do ombro para 90°. O ombro é então rodado internamente, de forma rápida e firme. Esse procedimento é repetido em vários graus de adução horizontal do ombro, variando de 0 a 90°.

No teste de Neer (Fig. 2.2), a escápula é estabilizada e o ombro é rodado internamente e flexionado, de forma passiva, até 180°. Se os sintomas forem reproduzidos com o ombro em rotação interna, o teste é considerado positivo. A dor no ombro ocorre porque o tubérculo maior do úmero é trazido para cima, impactando o tendão quando o ombro está em rotação e flexão internas, o que causa irritação ao tendão inflamado.

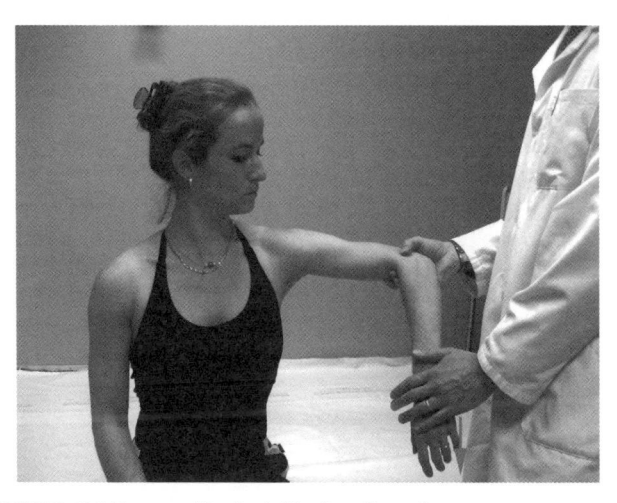

FIGURA 2.1 Teste modificado de Hawkins-Kennedy.

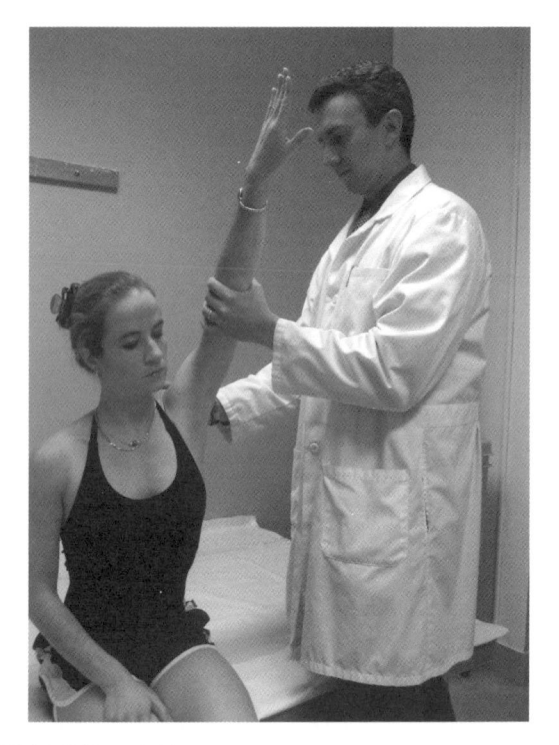

FIGURA 2.2 Teste de Neer.

No teste do polegar para baixo (Fig. 2.3), o paciente posiciona o ombro em 90° de abdução e 30° de adução horizontal. Com os cotovelos estendidos e os polegares para baixo (rotação interna de ombro), o paciente então resiste à força do examinador para baixo. O teste é positivo quando há dor.

Estudos diagnósticos

Devem ser obtidas radiografias. Bigliani descreveu três tipos diferentes de acrômios. O tipo I é plano. O tipo II é curvado.

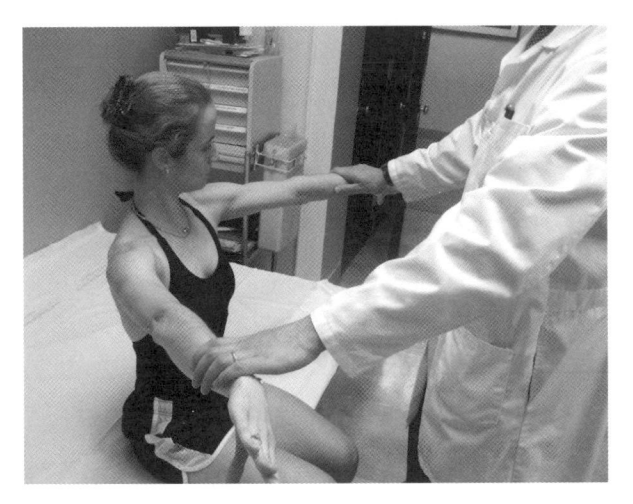

FIGURA 2.3 Teste do polegar para baixo.

O tipo III é ganchoso. A síndrome do impacto e a ruptura do manguito rotador são muito mais prováveis se o acrômio for do tipo II ou III. As radiografias também revelarão a presença de um depósito calcificado (ver a seção sobre tendinite calcificada, mais adiante) que pode provocar impacto.

A ressonância magnética (RM) pode ser útil para a avaliação em caso de suspeita de ruptura do manguito rotador. O ultrassom também pode ser útil para esse propósito, mas a RM permanece sendo o padrão-ouro, com uma sensibilidade que chega perto de 100% para as rupturas completas.

O teste diagnóstico padrão-ouro para a síndrome do impacto consiste em execução das manobras do exame físico para impacto e, após, infiltração de lidocaína (ou outro anestésico) no espaço subacromial. Após 5 minutos, as manobras do exame físico são efetuadas novamente, devendo ser muito menos dolorosas. A infiltração diagnóstica costuma ser usada também de forma terapêutica, de modo que um corticosteroide pode ser infiltrado, pois o exame físico é diagnóstico da síndrome do impacto.

Tratamento

A base do tratamento para a síndrome do impacto é a fisioterapia, com foco no fortalecimento dos músculos do manguito rotador e dos estabilizadores escapulares. Além disso, os pacientes devem ser orientados sobre postura e biomecânica adequadas. Gelo, fármacos anti-inflamatórios não-esteroides (AINEs) e modificação de atividades constituem importantes opções de tratamento.

Se a fisioterapia e os medicamentos falharem ou se os sintomas limitarem intensamente as atividades da vida diária na apresentação inicial, a infiltração de corticosteroide subacromial é o tratamento de escolha. Embora várias abordagens sejam possíveis, os autores favorecem a abordagem posterior (Fig. 2.4). Depois que a área tiver sido preparada, uma mistura de lidocaína e acetonido de triancinolona será infiltrada no espaço subacromial.

Estudos recentes têm sugerido que, apesar da facilidade aparente desse procedimento, muitos médicos não alcançam o espaço subacromial. Como resultado disso, sugere-se a orientação com ultrassom, técnica que tem sido empregada por muitos profissionais. Além disso, se o ultrassom for usa-

---

Infiltração de esteroide subacromial

A abordagem póstero-lateral é a preferida destes autores. Depois da obtenção do consentimento informado do paciente, identifica-se o acrômio. Os autores preferem usar agulha número 25, 40 mg de acetato de triancinolona e 3 mL de lidocaína a 1%. Marca-se um ponto a cerca de 3 cm abaixo do acrômio. Esteriliza-se a área usando três *swabs* com iodo e uma compressa com álcool. Usando a técnica estéril, aponta-se a agulha, paralelamente ao solo, em direção ao processo coracoide (identificado anteriormente pela palpação). Sempre se aspira antes de infiltrar. Se for encontrado sangue na aspiração, deve-se reposicionar. Não deve haver aspirado na injeção. Caso seja percebida resistência, não infiltrar. Faz-se a reposição e a aspiração novamente. Quando não houver aspirado e o injetado fluir suavemente, deve-se infiltrar. Retira-se o iodo com a compressa de álcool. Deve-se instruir o paciente a oscilar seu braço em direção ao solo e mover o ombro em sua amplitude de movimento (exercícios de Codman).

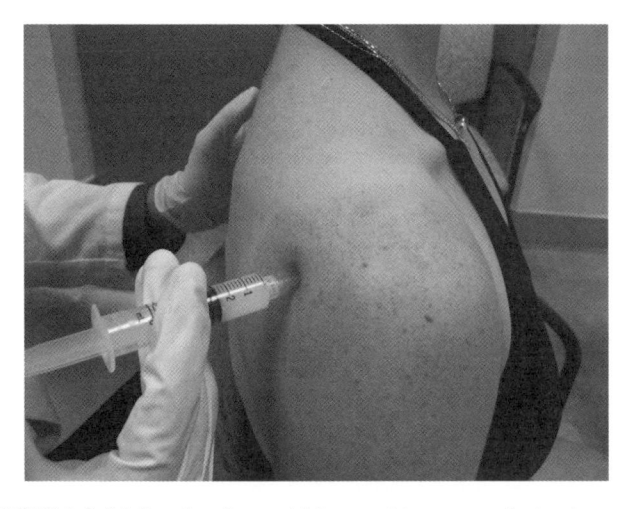

FIGURA 2.4 Infiltração subacromial de esteroide, com uso de abordagem posterior.

do, a bolsa subacromial pode ser visualizada. Se essa bolsa estiver inflamada, o clínico pode utilizar o ultrassom para guiar a agulha diretamente para dentro dela. A orientação com ultrassom pode vir a se tornar o padrão de cuidados para essa condição. Embora se trate de um procedimento de infiltração simples, realizado no consultório, costuma aliviar a dor do paciente.

A síndrome do impacto costuma ser tratada com muito sucesso com cuidados não-cirúrgicos. Se os sintomas persistirem por mais de 6 a 12 meses, apesar dos cuidados conservadores agressivos, a descompressão cirúrgica do espaço subacromial pode ser considerada. A descompressão pode ser feita artroscopicamente ou com técnica aberta.

RUPTURA COMPLETA DO MANGUITO ROTADOR

Como mencionado na seção anterior, Neer acreditava que a ruptura do manguito rotador seria o ponto máximo de um *continuum* da patologia observada no ombro. Embora as rupturas do manguito rotador ocorram por uso crônico excessivo, também pode haver rompimento devido a traumas súbitos. No entanto, a circunstância mais comum é a debilitação do tendão do manguito, decorrente de anos de microtrauma, levando à inflamação e, então, à fibrose. Assim, o tendão se rompe gradualmente ou um trauma pequeno desloca o manguito "por cima da borda", causando sua falha.

Apresentação clínica

Normalmente, um paciente com ruptura completa do manguito rotador apresenta-se com dor intensa e fraqueza significativas, bem como amplitude limitada do movimento ativo. A dor no ombro pode ser resolvida com o passar do tempo, mas a amplitude de movimento nunca voltará a ser completa, a menos que um reparo cirúrgico seja executado. A maior parte das dificuldades dos pacientes diz respeito a movimentos realizados acima da cabeça.

Exame físico

Na ruptura verdadeira do manguito rotador, a fraqueza costuma ser observada no exame. O teste da queda do braço detecta a ruptura completa. Nesse teste, o braço do paciente é abduzido de forma passiva a 90°; após, o paciente é instruído a abaixá-lo lentamente de volta à posição neutra. Se houver uma ruptura grande, o braço do paciente "cairá" em direção ao chão. O teste dos músculos do manguito inclui verificação de abdução (supraespinal), rotação interna (subescapular) e rotação externa (infraespinal e redondo menor). Alguns médicos recomendam testar o supraespinal com o ombro em rotação interna e durante os primeiros 30° de abdução (com a escápula estabilizada). Isso exclui qualquer abdução causada por contração do deltoide, auxiliando no isolamento do complexo do manguito rotador.

Estudos diagnósticos

O padrão-ouro para a avaliação de ruptura completa é a RM. Esta fornece ao cirurgião informações relativas à espessura da ruptura e à presença de outra lesão que possa ter ocorrido durante um evento traumático, como uma ruptura do bíceps.

A radiografia pode mostrar o estreitamento do espaço subacromial. Uma das funções do complexo do manguito rotador é deprimir a cabeça umeral para a manutenção da articulação glenoumeral. Se ocorre uma ruptura, a cabeça umeral migra para cima, estreitando o espaço subacromial.

As artrografias costumavam ser usadas no passado. Na artrografia de ombro, o contraste é injetado e uma radiografia é obtida para a detecção de quaisquer vazamentos. Em caso de vazamento, isso indicará uma ruptura. Com o advento da RM, esse método de imagens não tem sido usado.

Recentemente, o ultrassom tornou-se uma ferramenta confiável de imagens para a detecção de rupturas do manguito rotador. Sob controle de um técnico bem treinado, a detecção de rupturas de espessura completa por ultrassom pode ser tão confiável quanto por outros métodos de imagens.

Tratamento

Quando há ruptura de manguito rotador, o tratamento varia entre conservador e reparo cirúrgico. As rupturas de espessura parcial (menos de 50% de espessura) podem ser tratadas de modo conservador, com fisioterapia. Se a ruptura parcial for concomitante à síndrome do impacto, causando dor, infiltrações subacromiais com esteroide podem ser úteis. Se a ruptura não responder ao tratamento conservador, o debridamento artroscópico ou a descompressão subacromial podem ser necessários.

Se a ruptura apresentar mais de 50% de envolvimento, a cirurgia pode ser indicada. A decisão de ser submetido a reparo cirúrgico depende da função prévia e esperada do paciente. Se o paciente for idoso, sedentário e não exercer muita atividade com movimentos acima da cabeça, a escolha de tratamento habitual é a fisioterapia de maximização da função. Se o paciente for um carpinteiro jovem que depende de atividades com movimentos realizados acima da cabeça, o reparo cirúrgico é o tratamento de escolha.

TENDINITE BICIPITAL

O bíceps braquial tem duas cabeças. A cabeça curta surge da ponta do processo coracoide. A cabeça longa surge do tubérculo supraglenoidal e do lábio superior. A cabeça longa cruza inferiormente entre os tubérculos umerais maior e menor (no sulco bicipital) antes de juntar-se à cabeça curta no braço distal, que se insere na tuberosidade radial do rádio. O bíceps serve para flexionar o cotovelo, supinar o cotovelo e abaixar a cabeça umeral; a cabeça curta flexiona o ombro. Muitos casos de tendinite bicipital podem ser mal diagnosticados como síndrome do impacto, visto que as duas podem apresentar-se de forma similar. Curiosamente, a tendinite bicipital e a síndrome do impacto do manguito rotador podem coexistir e, por vezes, de fato o fazem.

Apresentação clínica

A dor está tipicamente localizada no ombro anterior, no sulco bicipital, podendo ser referida em todo o ombro ou para baixo, no tendão bicipital do braço. A dor é agravada por atividades que envolvem movimentos acima da cabeça, às vezes, por transporte de cargas pesadas, com o cotovelo em flexão.

Exame físico

Os três testes importantes para a avaliação da tendinite bicipital são a palpação, o teste de Speed e o teste de Yergason.

A palpação do tendão do bíceps é uma forma importante e sensível para a avaliação da tendinite bicipital. O tendão costuma estar inflamado ao cruzar o sulco bicipital. O sulco bicipital pode ser encontrado com facilidade por meio de palpação do tubérculo maior do ombro e, com a outra mão, rodando-se de forma passiva, interna e externamente, o ombro. O tubérculo maior se moverá por debaixo do dedo. Em posição medial ao tubérculo maior encontra-se o sulco e, medial ao sulco, o tubérculo menor. A sensibilidade do sulco indica a possibilidade de tendinite. Deve-se ter certeza de que se trata de uma "dor típica" do paciente, comparando-se, no entanto, o lado afetado ao lado normal, pois o tendão bicipital de muitas pessoas encontra-se doloroso no sulco. Também é importante que se palpe o tendão de forma mais distal, quando ele vem junto, à cabeça curta do bíceps.

O teste de Speed (Fig. 2.5) é outro teste útil para a tendinite bicipital. Nesse teste, o paciente flexiona o ombro até 90°. O cotovelo é quase estendido por completo. A reprodução dos sintomas do paciente, com a flexão do ombro contra a resistência, é um indicativo de tendinite bicipital.

No teste de Yergason (Fig. 2.6), o cotovelo do paciente é flexionado até 90°, sendo estabilizado próximo ao tórax. O examinador segura a mão do paciente como se eles estivessem apertando as mãos. O examinador, então, diz ao pacien-

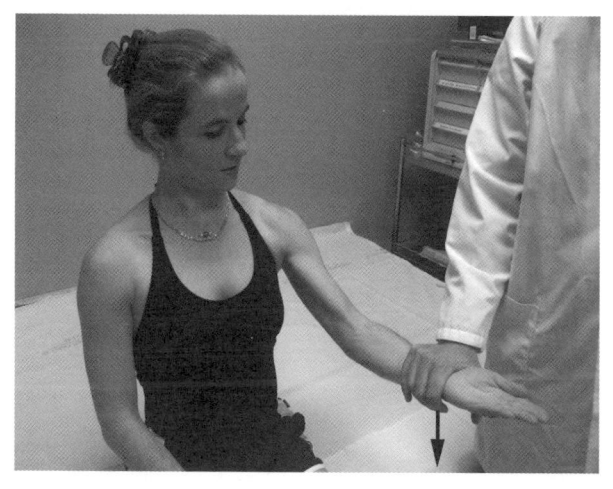

FIGURA 2.5 Teste de Speed.

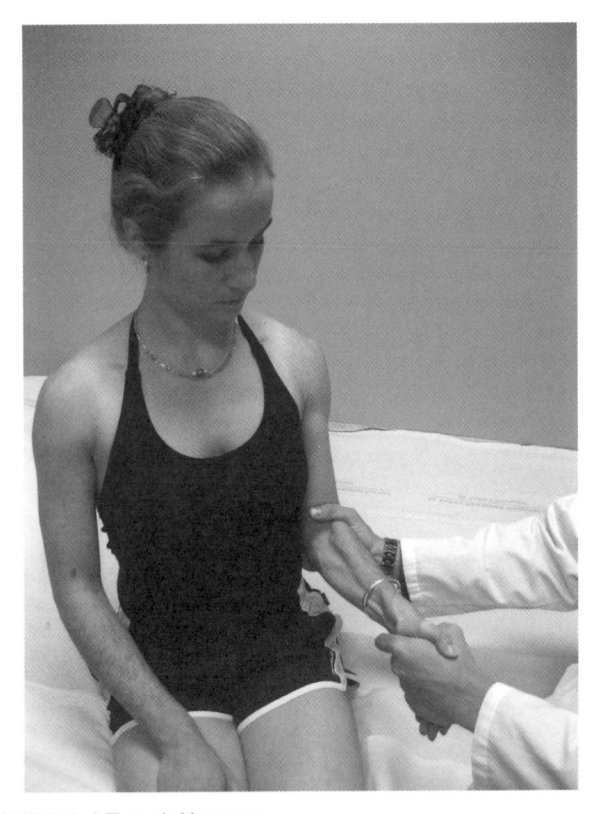

FIGURA 2.6 Teste de Yergason.

te para que gire sua mão como se eles estivessem tentando mostrar uma tigela de sopa; em suma, pede para que supine o antebraço. A reprodução dos sintomas de dor com a supinação contra a resistência indica tendinite bicipital.

Estudos diagnósticos

A tendinite bicipital é, em princípio, um diagnóstico clínico. As radiografias podem ser obtidas para o afastamento de suspeitas de calcificação ou para a avaliação das estruturas ósseas.

Tratamento

Gelo, AINEs, modificação de atividades e fisioterapia são efetivos para o tratamento dessa condição. Infiltrações de esteroide e anestésicos na bainha do tendão (nunca no tendão) também são muito efetivas (Fig. 2.7). A orientação por ultrassom pode ser útil para essa infiltração.

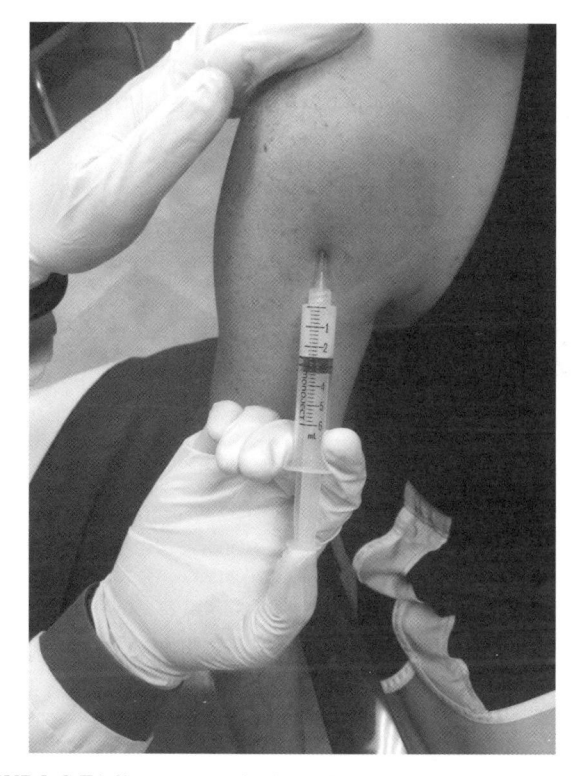

FIGURA 2.7 Infiltração no tendão bicipital.

> **Infiltração para tendinite bicipital**
>
> Depois da obtenção do consentimento informado do paciente, identifica-se o ponto de sensibilidade máxima ao longo do tendão do bíceps. Esse ponto costuma estar no sulco bicipital, localizado entre os tubérculos umerais maior e menor. Ele pode ser identificado com facilidade se o paciente realizar rotações internas e externas do ombro, enquanto o examinador palpa o tubérculo que se move debaixo de seu polegar. Os autores preferem usar agulha número 25, 40 mg de acetato de triancinolona e 3 mL de lidocaína a 1%. Marca-se um ponto a cerca de 3 cm abaixo do ponto de sensibilidade máxima, ao longo do tendão. Esteriliza-se a área usando três *swabs* com iodo e uma compressa com álcool. Usando a técnica estéril, a agulha é direcionada ao tendão em um ângulo aproximado de 45°. Sempre se aspira antes de infiltrar. Se for encontrado sangue na aspiração, deve-se reposicionar. Não deve haver aspirado na injeção. Caso seja percebida resistência, não infiltrar. A resistência indica que a agulha pode estar no tendão. Nunca se infiltra no tendão, em vez disso, tira-se a agulha do tendão, faz-se a reposição e a aspiração novamente. Quando não houver aspirado e o injetado fluir suavemente e sem resistência, deve-se infiltrar. Após isso, retira-se o iodo com a compressa de álcool.

RUPTURA DO TENDÃO DO BÍCEPS

A ruptura do tendão do bíceps costuma ocorrer próxima à junção entre o lábio glenoide e o tendão, afetando a cabeça longa do bíceps.

Apresentação clínica

Os pacientes podem queixar-se de dores súbitas e em pontada no ombro anterior e de um estalo audível na hora da ruptura. É comum a ruptura ocorrer quando se está erguendo algum objeto relativamente pesado. Os pacientes podem notar o desenvolvimento rápido de equimose e edema visível na parte inferior do braço. Em geral, os pacientes têm entre 40 e 60 anos de idade e relatam história prévia de dor no ombro.

Outros podem expor apenas dor leve em seu ombro ou ser assintomáticos, exceto pelo relato de uma massa visível e palpável no ombro ou no braço. Eles também podem observar o arroxeamento do braço.

Exame físico

A equimose costuma ser aparente sobre o ombro anterior e sobre o braço. Uma protuberância pode estar evidente no braço inferior (resultante da retração do bíceps depois da ruptura), podendo ser acentuada quando o paciente flexiona o cotovelo. O sulco bicipital pode parecer oco ou "esvaziado", com a ausência do tendão. A dor e a fraqueza podem ser notadas pela flexão do cotovelo contra resistência. Se apenas uma ruptura parcial estiver presente, o teste de Yergason e o teste de Speed ajudarão em sua identificação, revelando dor e instabilidade bicipital.

Estudos diagnósticos

A ruptura do tendão do bíceps é, em primeira instância, um diagnóstico clínico. Radiografias podem ser obtidas para afastar a hipótese de fratura ou para a avaliação de esporões ósseos, mas, em geral, são desnecessárias. O ultrassom pode ser útil para a avaliação. A RM é o padrão-ouro para o diagnóstico, devendo ser obtida se a cirurgia for cogitada.

Tratamento

O tratamento para esse distúrbio depende das necessidades e das expectativas do paciente. Os pacientes tratados com terapia conservadora agressiva, como fisioterapia e gelo, costumam recuperar a amplitude de movimento completa e quase toda a força de flexão do cotovelo. A potência da supinação pode ficar um pouco diminuída (mais ou menos 20% de linha de base). As atividades da vida diária e a maioria das atividades recreativas não sofrerão um grande impacto. Em pacientes mais jovens, atletas, indivíduos que executam trabalho manual pesado e que exige força completa ou pacientes com dor persistente no ombro, o reparo cirúrgico pode ser indicado. Antes da cirurgia, uma RM deve ser obtida para avaliação da extensão da lesão, bem como de possível ruptura concomitante do tendão do manguito rotador ou outra patologia do ombro. Outra indicação para a cirurgia é deformidade estética advinda da ruptura do bíceps.

LESÃO LABRAL PÓSTERO-ANTERIOR E SUPERIOR (SLAP)

O lábio glenoide consiste em um revestimento cartilagíneo da fossa glenoide. Seu propósito é o aprofundamento da glenoide e o fornecimento de estabilidade ao ombro. O tendão do bíceps insere-se no aspecto superior desse lábio. As lesões do lábio costumam ser causadas por estresse repetitivo crônico, o qual resulta em franjamento do lábio, ou por rupturas francas a partir de traumas súbitos. Quando a ruptura do lábio envolve o aspecto superior do lábio, é chamada de lesão SLAP (lesão labral póstero-anterior e superior). Muitos clínicos acreditam que a lesão SLAP seja o resultado de uma tração na cabeça longa do tendão do bíceps, que puxe o lábio.

Apresentação clínica

Os pacientes apresentam-se com dor no ombro, que piora com atividades com movimentos acima da cabeça. A dor pode ser anterior ou pode apresentar-se como "dor profunda" dentro do ombro. Às vezes o paciente pode relatar "estalos" ou "trancadas". Entretanto, a história de um paciente com lesão SLAP em geral pode ser muito semelhante à de síndrome do impacto. Ocasionalmente, os pacientes podem relatar queda sobre o braço estendido precipitando os sintomas.

Exame físico

Um dos achados mais importantes do exame físico de um paciente com uma lesão SLAP é a ausência de sinais de impacto. Naturalmente, uma lesão SLAP pode coexistir com a síndrome do impacto. No entanto, um paciente com uma lesão SLAP isolada deve ter os testes de impacto negativos (Hawkins-Kennedy modificado; Neer; polegar para baixo). O teste de O'Brien (Fig. 2.8) não apresenta sensibilidade ou especificidade fortes. Não obstante, muitos médicos o consideram bastante útil para o diagnóstico no exame físico. Nesse teste, o paciente flexiona o ombro até 90°, com o cotovelo em extensão total. O braço é, então, aduzido em 15° ao longo do corpo. O ombro é internamente rodado, de forma que o polegar aponta para baixo, em direção ao chão. O clínico aplica uma força dirigida inferiormente no braço do paciente, enquanto este oferece resistência. Esse procedimento é repetido com o braço do paciente em rotação externa e o polegar apontado em direção ao teto. O teste será positivo se o paciente experimentar dor com a resistência quando o ombro for internamente rodado e não apresentar dor quando o ombro estiver em rotação externa. Além disso, a dor do paciente deve ser típica e experimentada *dentro* do ombro.

Estudos diagnósticos

Radiografias devem ser obtidas. Elas não revelarão a lesão SLAP, apenas as anormalidades ósseas. A RM sem contraste apresenta menos de 50% de sensibilidade. O teste de escolha é a artrorressonância magnética. Trata-se de um teste mais invasivo, que envolve a injeção de contraste no ombro, antes da RM. Sua sensibilidade e sua especificidade são de apenas aproximadamente 90%, contudo, constitui o melhor exame de imagens disponível na atualidade.

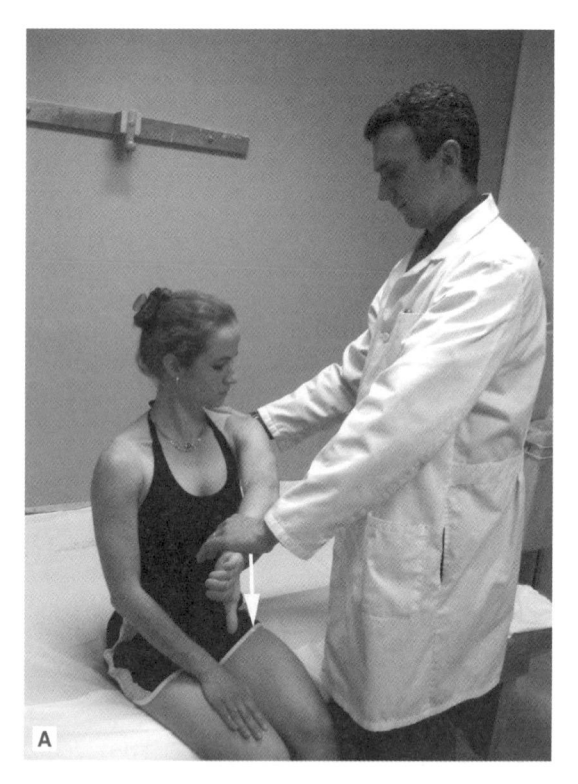

FIGURA 2.8 (A) Teste de O'Brien.

Tratamento

A fisioterapia com foco na estabilização escapular e no fortalecimento do manguito rotador é o tratamento de primeira linha. O alongamento da cápsula posterior também é útil. Além disso, recomenda-se a modificação de atividades, incluindo a limitação das atividades com movimentos acima da cabeça que produzam dor. Os AINEs também podem ser usados. Uma infiltração de esteroide intra-articular, sob orientação

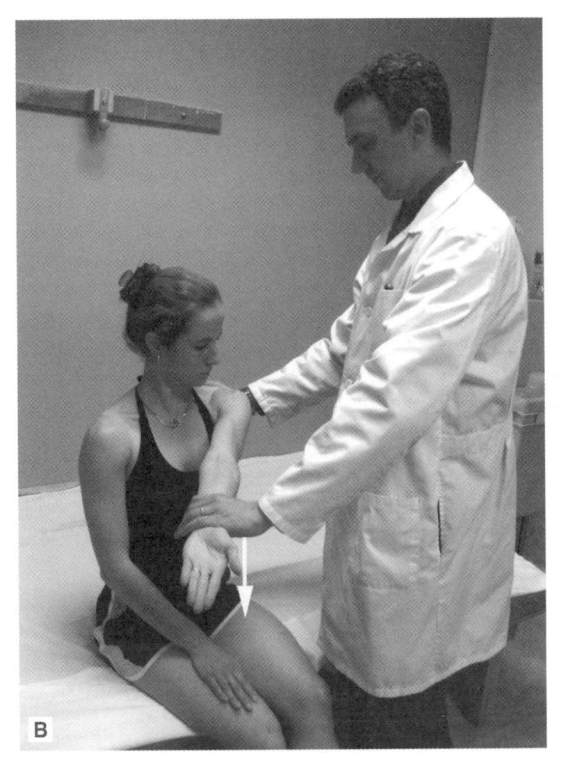

FIGURA 2.8 (CONTINUAÇÃO) (B) Teste de O'Brien.

fluoroscópica ou com ultrassom, pode ser útil para diminuição da inflamação e facilitação da terapia. Os casos resistentes podem requerer intervenção cirúrgica artroscópica para debridamento e possível reparo da lesão. Um paciente com ruptura de bíceps ou tendinite bicipital concomitante pode beneficiar-se da tenodese do bíceps, na qual o tendão do bíceps é destacado de onde se insere, no lábio, e reinserido em um local diferente. Isso reduz a tração constante nessa parte do lábio, podendo fornecer um alívio mais duradouro.

INSTABILIDADE DO OMBRO/LUXAÇÃO DO OMBRO

A fossa glenoide é relativamente rasa, e a cápsula, relativamente frouxa, quando comparadas às de outras articulações, como o quadril. Em virtude disso, o ombro tem uma grande amplitude de movimento e, por causa da flexibilidade, também está propenso à instabilidade. De fato, o ombro é a articulação mais deslocável do corpo. A instabilidade refere-se à subluxação dolorosa recorrente que diz respeito a luxação parcial da cabeça umeral da glenoide. A instabilidade pode resultar de macrotrauma, microtrauma repetitivo, músculos do manguito rotador descondicionados, ruptura da cabeça longa do tendão do bíceps (responsável, em parte, pela depressão da cabeça umeral) ou da combinação desses itens. A forma mais comum de instabilidade é multidirecional e costuma ser atraumática.

A luxação é observada quando não há contato entre a superfície articular da cabeça umeral e a fossa glenoide. As luxações costumam ocorrer a partir de eventos traumáticos, que forçam o ombro a desarticular-se em uma direção. A forma mais comum de luxação é a ântero-inferior. A luxação posterior também pode ocorrer, mas é muito menos comum.

Apresentação clínica

Os pacientes com instabilidade anterior apresentam-se com queixas de dor no ombro e sensação de que este está "escapando" ou está "instável". Se a instabilidade teve início por trauma, o paciente pode recordar de uma queda significativa, de ter sido puxado ou de outro trauma. Os pacientes mais jovens podem relatar queda sobre a mão estendida. Em alguns pacientes, os sintomas podem ter surgido de forma mais gradual. Os pacientes com instabilidade anterior relatam que seus sintomas pioram com a abdução do ombro e com a rotação externa, tal como posicionamento da mão por trás da cabeça ou arremesso de uma bola.

Os pacientes com instabilidade multidirecional relatam sintomas mais vagos. Eles apresentam uma sensação de instabilidade, dor ou sentem-se hesitantes ao efetuar atividades com o ombro. Raramente a instabilidade multidirecional é o resultado de um trauma único.

Os pacientes com instabilidade posterior costumam relatar sintomas que são desencadeados logo após traumas importantes, como atropelamentos ou convulsões.

Exame físico

Se a luxação for aguda, o paciente terá sofrido um trauma recente e estará segurando o ombro na posição neutra, o que limitará o exame, pois qualquer movimento do ombro será muito doloroso. Se o braço tiver sido deslocado agudamente para trás (o que, conforme mencionado, é raro), será mantido em adução e rotação interna. Via de regra, um exame neurovascular completo deve ser executado. Os vasos axilares e o nervo axilar podem ser lesionados pela luxação, podendo resultar em fraqueza temporária na abdução do ombro e parestesia sobre o deltoide.

Se as queixas de dor no ombro não vierem acompanhadas de história de trauma, alguns testes podem ser usados para a determinação da presença da instabilidade. O teste de apreensão anterior (Fig. 2.9A) serve para detectar a instabilidade anterior. Nesse teste, o paciente posiciona-se em supino na mesa de exames, com o ombro envolvido pendente para fora da mesa. O examinador segura o ombro e o abduz de forma passiva até 90° e, então, roda externa e lentamente o braço empregando o punho e o cotovelo como fulcro. Se o paciente relatar qualquer apreensão enquanto o braço é rodado externamente, como sensação de que o ombro vai "estalar" ou "escapar", o teste será positivo. A dor também pode ser produzida, mas é menos específica. Se o sinal da apreensão for positivo, deve-se, então, efetuar o teste de recolocação. Nesse teste, realiza-se a mesma manobra, exceto pelo fato de que, dessa vez, haverá a aplicação simultânea de pressão dirigida posteriormente, com a palma da mão, na região anterior do ombro (Fig. 2.9B). Isso deve manter a cabeça umeral dentro da fossa glenoide, reduzindo a apreensão do paciente.

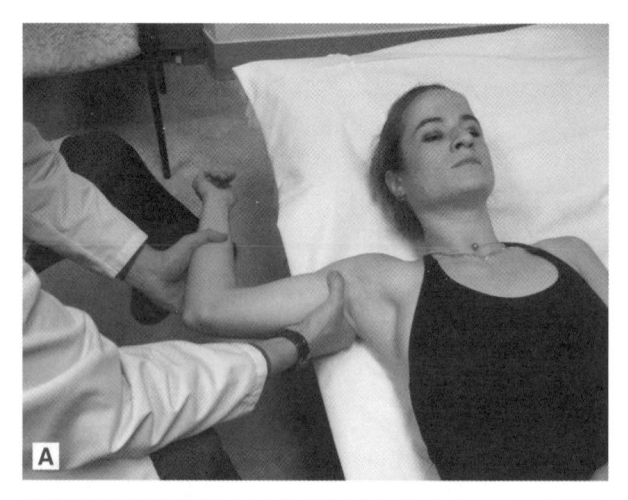

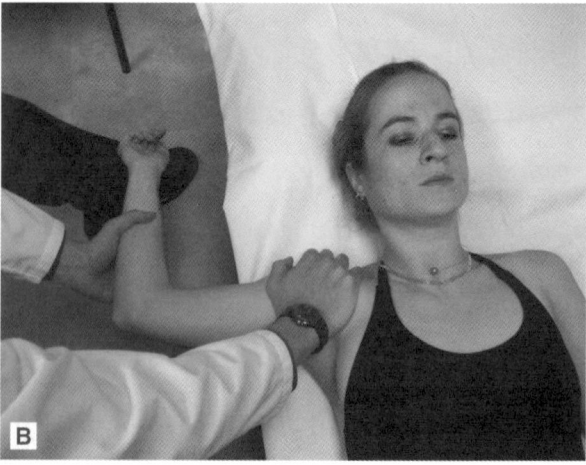

FIGURA 2.9 (A) Teste de apreensão anterior. **(B)** Teste de recolocação.

O sinal do sulco é outro teste adequado para avaliação da frouxidão inferior do ombro. Nesse teste, o paciente permanece sentado com o braço relaxado e pendente ao lado. O examinador aplica tração inferior ao ombro do paciente. Se essa manobra criar subluxação inferior ou espaço aumentado entre a cabeça umeral e o acrômio, em comparação ao lado assintomático, o teste é considerado positivo.

Um teste bastante adequado para a instabilidade posterior é deitar o paciente em supino, segurando seu braço flexionado em 90° e aplicando força dirigida inferiormente (Fig. 2.10). Deve-se comparar os dois lados. Se houver mais frouxidão em um dos lados, o teste é considerado positivo. Ao avaliar a frouxidão, deve-se tomar nota da frouxidão global do paciente. Avalia-se isso, rapidamente, pedindo ao paciente que toque com o polegar o aspecto volar do antebraço e então estenda o cotovelo, o punho e as articulações metacarpofalângicas e interfalângicas distais. É importante observar a frouxidão articular generalizada, pois afetará o grau de frouxidão esperado no exame do ombro e porque os pacientes com frouxidão ligamentar global aumentada têm mais probabilidade de apresentar instabilidade multidirecional.

Estudos diagnósticos

Radiografias devem ser obtidas. Pode-se observar lesão de Hill-Sachs e fratura por compressão da cabeça umeral poste-

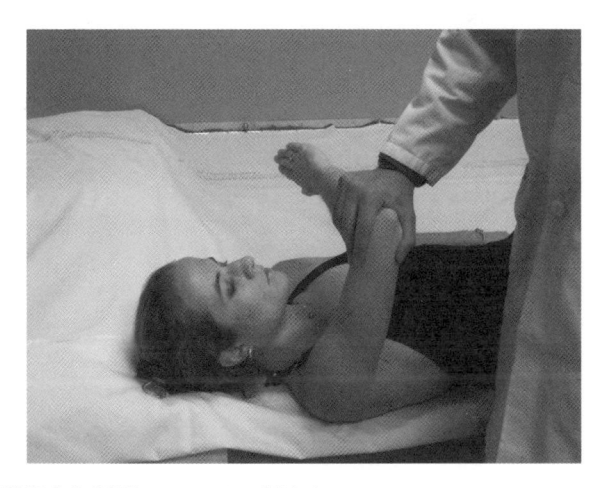

FIGURA 2.10 Teste para a instabilidade posterior.

rior, a qual indica luxação anterior. Ela corre quando a base amolecida da cabeça posterior é comprimida na glenoide anterior, que é relativamente dura (Fig. 2.11).

A RM é útil para a detecção da lesão de Bankart, que se trata de uma ruptura do lábio glenoide ântero-inferior. Quando essa lesão estiver presente, a estabilização cirúrgica pode ser necessária.

Tratamento

Em geral, quanto mais precocemente uma luxação anterior aguda for reduzida, melhor. Existem muitos protocolos para a redução de luxações agudas. Radiografias podem ser necessárias antes da redução, dependendo da apresentação, do paciente e do nível de conforto do médico. Na técnica de Sti-

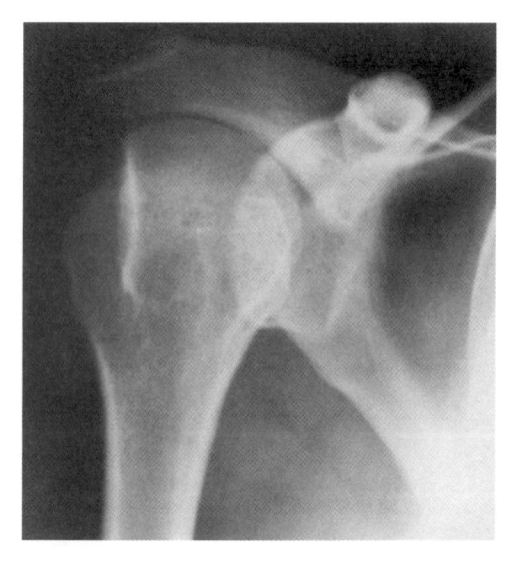

FIGURA 2.11 Lesão de Hill-Sachs em radiografia. (Reproduzida, com permissão, de Chew F, Roberts, C. *Musculoskeletal Imaging: A Teaching File*. 2nd ed. Philadelphia, Pa: Lippincott Williams & Wilkins, 2006.)

mson, o paciente posiciona-se em decúbito ventral na mesa, com o braço deslocado pendente ao lado. O assistente do médico faz uma tração descendente no braço (com alternância entre um peso de 2,5 kg e um de 7,5 kg, os quais podem ser amarrados ao braço do paciente). O médico então coloca seu polegar esquerdo no acrômio do paciente e seus dedos envolvem a frente da cabeça umeral. À medida que os músculos relaxam e o braço é empurrado para baixo, o médico realiza uma manobra suave sobre a cabeça umeral, de forma caudal, efetuando sua redução.

Seguindo-se à redução da luxação aguda, o paciente deve ser registrado em um programa estruturado de fisioterapia, focalizado no fortalecimento do manguito rotador e na estabilização periescapular, auxiliando na prevenção de recidivas futuras.

Para pacientes com instabilidade unidirecional traumática por lesão de Bankart (ruptura ântero-inferior do lábio glenoide), a cirurgia costuma ser indicada.

A instabilidade atraumática, que é multidirecional e bilateral, responde muito bem à terapia de reabilitação. Quando a cirurgia é necessária, o desvio capsular inferior é o procedimento cirúrgico de escolha. A terapia de reabilitação, nesse caso, deve focalizar o fortalecimento do manguito rotador e a estabilização periescapular.

ARTRITE GLENOUMERAL

A artrite glenoumeral não é tão comum quanto as artrites do quadril e do joelho. Não obstante, é uma causa de dor no ombro que deve ser incluída no diagnóstico diferencial. A idade avançada é um fator de risco significativo (os pacientes em geral têm mais de 50 anos). A história de lesão na articulação e os desequilíbrios musculares ao redor da articulação também podem contribuir para o desenvolvimento da artrite no ombro. Sem dúvida, a forma predominante de artrite no ombro é a osteoartrite. Esta se apresenta de forma unilateral, enquanto a artrite reumatoide se apresenta com sintomas sistêmicos e manifestações bilaterais e simétricas.

Apresentação clínica

Os pacientes queixam-se de dor vaga e difusa no ombro. Os sintomas progridem com frequência e de forma gradual. Inicialmente, a dor está presente apenas com o esforço do ombro. Conforme a doença progride, ocorre com movimentos mínimos do ombro. Em fases adiantadas da doença, a dor pode surgir no repouso e à noite. Os pacientes também podem notar redução na amplitude de movimento (em especial pela dor e pelo desuso).

Exame físico

A atrofia dos músculos do manguito e do deltoide pode ser observada por inspeção e palpação. O ombro pode doer à palpação profunda. A amplitude de movimentos pode estar restrita. Com o paciente em posição supina, a mobilização passiva do úmero sobre a glenoide pode reproduzir sintomas dolorosos. Crepitação pode ser observada por rotações interna e externa e/ou flexão do ombro.

Estudos diagnósticos

Devem-se obter radiografias, as quais revelarão estreitamento do espaço articular, osteófitos, erosão da glenoide, formação de cistos subcondrais e outros sinais de osteoartrite (Fig. 2.12). A gravidade da osteoartrite observada em radiografias nem sempre se correlaciona com os sintomas.

Se a artrite reumatoide for a causa dos sintomas, erosões e osteopenia podem estar presentes.

A tomografia computadorizada (TC) e a RM não costumam ser indicadas, a menos que seja necessária a exclusão de outra patologia.

Tratamento

Pelo fato de a intensidade dos sintomas nem sempre estar correlacionada à intensidade dos achados radiográficos, é ne-

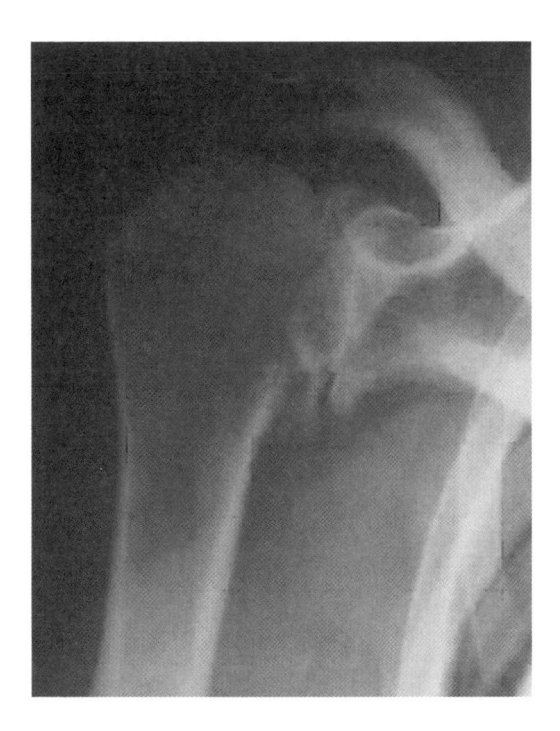

FIGURA 2.12 Radiografia de osteoartrite do ombro. (Reproduzida, com permissão, de Moskowitz et al. *Osteoarthritis: Diagnosis and Medical/Surgical Management*. 4th ed. Philadelphia, Pa: Lippincott Williams & Wilkins, 2007.)

cessário lembrar-se de que se deve tratar o paciente, e não a radiografia. Assim como na osteoartrite em outras partes do corpo, quanto mais cedo o cuidado conservador for implementado, melhor será o desfecho. Os pacientes devem iniciar um programa de fisioterapia estruturada focalizado em fortalecimento do manguito rotador, estabilização escapular e alongamentos. Uma vez que o paciente tenha aprendido os exercícios, eles devem ser continuados como parte de um programa de exercícios domésticos.

A suplementação oral com sulfato de glicosamina e condroitina pode ser útil. AINEs e outros analgésicos podem ser necessários para ajudar o paciente na prática da fisioterapia. Seu uso para tratamento em longo prazo não é aconselhável, em decorrência dos efeitos colaterais.

Infiltrações intra-articulares de corticosteroide podem ser muito efetivas no tratamento da osteoartrite. As infiltrações intra-articulares de ácido hialurônico (como aquelas feitas no joelho) estão, atualmente, em investigação para uso no ombro. Apesar de não constituírem o padrão atual de cuidados, seu uso parece promissor para esse propósito. O ideal é que todas as infiltrações intra-articulares no ombro sejam feitas sob orientação fluoroscópica ou com ultrassom.

O bloqueio do nervo supraescapular também pode ser efetivo na redução da dor, auxiliando o paciente a praticar a terapia de forma mais adequada (Fig. 2.13).

Para pacientes com osteoartrite avançada de ombro, que interfira na qualidade de vida e seja resistente aos cuidados conservadores, a cirurgia pode ser uma opção. Quando necessário, a forma mais comum e, em geral preferida, de cirurgia para o ombro com osteoartrite é a prótese total. Para pacientes mais jovens, interessados em continuar a erguer cargas

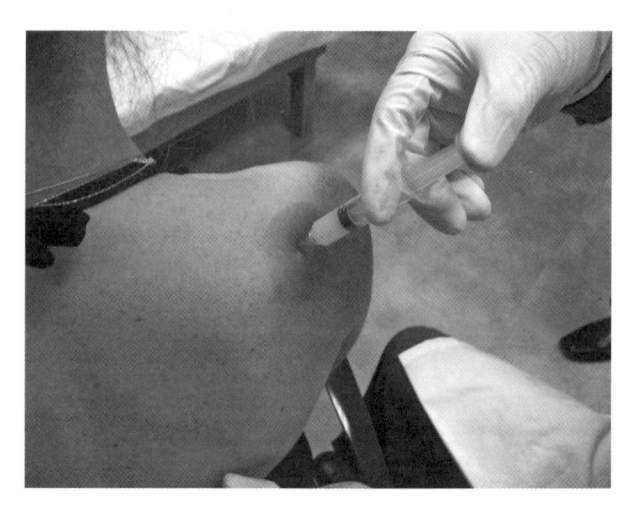

FIGURA 2.13 Bloqueio do nervo supraescapular.

> **Bloqueio do nervo supraescapular**
>
> O nervo supraescapular corre pela incisura supraescapular. Depois da obtenção do consentimento informado do paciente, deve-se identificar o ponto médio da espinha da escápula. Os autores preferem usar agulha de número 25, 40 mg de acetato de triancinolona e 3 mL de lidocaína a 1%. Marca-se um ponto a cerca de 2 a 3 cm acima do ponto médio da espinha da escápula. Esteriliza-se a área usando três *swabs* com iodo e uma compressa com álcool. Usando a técnica estéril, direciona-se a agulha em paralelo ao solo, anteriormente, até que o contato ósseo seja feito. Deve-se retroceder com rapidez, aspirar e infiltrar. Se for encontrado sangue na aspiração, deve-se reposicionar antes da infiltrar. Não deve haver aspirado na injeção. Retira-se o iodo com a compressa de álcool.

pesadas, permanecendo ativos, a hemiartroplastia pode ser a opção mais apropriada. Para pacientes com músculos ou tendões lesionados, incapazes de suportar uma prótese, uma artrodese de ombro pode ser apropriada.

ARTRITE DA ARTICULAÇÃO ACROMIOCLAVICULAR

A articulação acromioclavicular (AC) é uma área comum para o aparecimento da artrite. História de instabilidade do ombro e/ou separação ou trauma da articulação AC aumenta a probabilidade de que o paciente desenvolva essa condição.

Apresentação clínica

Os pacientes apresentam-se com queixas de dor de desenvolvimento gradual no ombro e/ou sobre a articulação AC. A dor é exacerbada pelos movimentos do ombro, em especial movimentos que envolvem a adução deste.

Exame físico

O paciente pode apresentar dor com palpação sobre a articulação AC. Um achado típico e importante é o teste do braço cruzado, também conhecido como teste do cachecol. Nesse teste, o examinador aduz passivamente o braço do paciente sobre o tórax. Quando a dor é reproduzida, o teste é positivo. O teste de aperto acromioclavicular (Fig. 2.14) é outro teste que indica a presença de patologia na articulação AC. Ele é executado com o examinador colocando a base da palma de uma das mãos sobre a espinha da escápula e a base da outra sobre a clavícula. O examinador, então, trança os dedos e aperta. Dor sobre a articulação AC indica patologia nessa articulação. Outro achado importante a observar é o teste de O'Brien (ver seção sobre lesão SLAP e Fig. 2.9, para detalhes). Se esse teste reproduzir dor sobre a articulação AC, e não so-

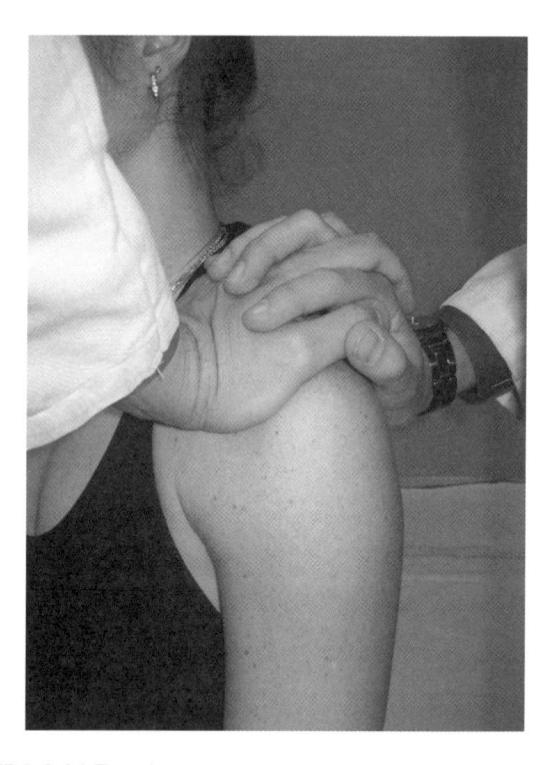

FIGURA 2.14 Teste do aperto acromioclavicular.

bre o ombro, é provável que a patologia seja oriunda apenas da articulação AC.

Estudos diagnósticos

Radiografias devem ser obtidas, podendo revelar estreitamento do espaço articular e, possivelmente, outros achados de osteoartrite.

Tratamento

O cuidado conservador consiste em AINEs, gelo e fisioterapia. Analgésicos tópicos também podem ser úteis em decorrência da superficialidade da articulação. Infiltrações com corticosteroides podem ser executadas, com frequência fornecendo alívio significativo. O uso de um imobilizador da articulação AC também pode ser útil como estabilizador e fornecedor de alívio. O imobilizador é especialmente útil para atletas ou trabalhadores que continuem tendo grandes exigências de esforço do ombro.

Se os sintomas interferirem com a qualidade de vida e forem persistentes, apesar de terapia conservadora agressiva, as opções cirúrgicas incluem a remoção da porção distal da clavícula. O espaço é preenchido no tecido cicatricial, e o paciente deve recobrar o uso completo da articulação AC após recuperação e fisioterapia.

CAPSULITE ADESIVA (OMBRO CONGELADO)

A base fisiopatológica para o ombro congelado permanece sob debate e investigação. A capsulite adesiva é típica de mulheres de 40 a 70 anos de idade. O diabete (do tipo I, em particular) é um fator de risco importante. Outros fatores de risco incluem hipotireoidismo, doença de Parkinson, doença cardíaca, tumores e lesão no ombro. Em geral, a causa mais comum é a idiopática.

Apresentação clínica

Os pacientes relatam história de dor insidiosa e incômoda no ombro, que inicia à noite. A dor então se torna evidente por pequenos movimentos do ombro, como os de colocar uma camisa, pentear o cabelo e retirar a carteira do bolso traseiro. A dor progride até se manifestar mesmo em repouso. Conforme ela se intensifica, tornando-se mais constante, o paciente começa a notar perda da amplitude de movimento. Isso costuma ser conhecido como "estágio de congelamento", podendo durar de 1 até 9 meses, a partir do início dos sintomas.

Durante o "estágio de congelamento", os pacientes observam a melhora gradual da dor, mas a rigidez e a perda de amplitude de movimentos permanecem. Esse estágio pode durar de 5 a 18 meses, a partir do início dos sintomas.

Durante o "estágio de descongelamento", os pacientes observam a melhora da rigidez e, em geral, recuperam quase toda a amplitude de movimento. Os pacientes tendem a estabilizar sua recuperação em cerca de 2 a 3 anos após o início dos sintomas se nenhum tratamento for instituído ou se o tratamento instituído não for efetivo.

Exame físico

Durante o exame, no "estágio de congelamento" inicial, o achado mais relevante pode ser dor na extremidade da amplitude de movimento. Além disso, pode haver sensibilidade difusa sobre o ombro. Tipicamente, os pacientes começam pela perda da amplitude de movimento em rotação externa e abdução. A flexão costuma encontrar-se relativamente preservada.

Estudos diagnósticos

As radiografias são rotineiras, com o intuito de excluir outra patologia. A artrorressonância não é rotina, mas pode ser obtida para a confirmação do diagnóstico.

Tratamento

Indica-se fisioterapia com exercícios leves de alongamento. Também são indicados AINEs, outros analgésicos e calor úmido, em especial antes do alongamento. O gelo pode ser usado depois do alongamento.

Infiltrações intra-articulares de corticosteroide, particularmente se aplicadas no estágio de congelamento, podem ser úteis e devem ser feitas sob orientação fluoroscópica ou de ultrassom.

O bloqueio do nervo supraescapular (ver Fig. 2.13 e quadro) é útil para alguns pacientes com ombro congelado. Tendo em vista os riscos muito baixos implicados nesse procedimento quando efetuado corretamente, pode-se considerá-lo uma boa alternativa de tratamento.

Alguns médicos preconizam a manipulação glenoumeral sob anestesia geral durante o estágio congelado. Entretanto, alguns estudos têm indicado que os pacientes com ombro congelado podem apresentar melhor evolução se não forem manipulados dessa maneira. Em virtude do desfecho global altamente favorável da história natural do ombro congelado, essa prática não é recomendada. Do mesmo modo, as opções cirúrgicas apresentam reações adversas importantes em potencial, além de não melhorarem o desfecho de forma significativa.

SEPARAÇÃO ACROMIOCLAVICULAR

As lesões acromioclaviculares (AC) costumam ser referidas a partir de traumas como quedas sobre o ombro. Elas são classificadas em seis tipos, com base na gravidade da lesão e no grau de separação (Fig. 2.15). No Tipo I, os ligamentos da articulação AC sofrem estiramento secundário, mas os ligamentos coracoclaviculares (CC) permanecem intactos. No Tipo II, os ligamentos AC e a cápsula articular rompem-se e os ligamentos CC sofrem uma entorse menor, resultando em separação mínima da clavícula do acrômio. No Tipo III, os ligamentos AC e CC são completamente rompidos e a cápsula

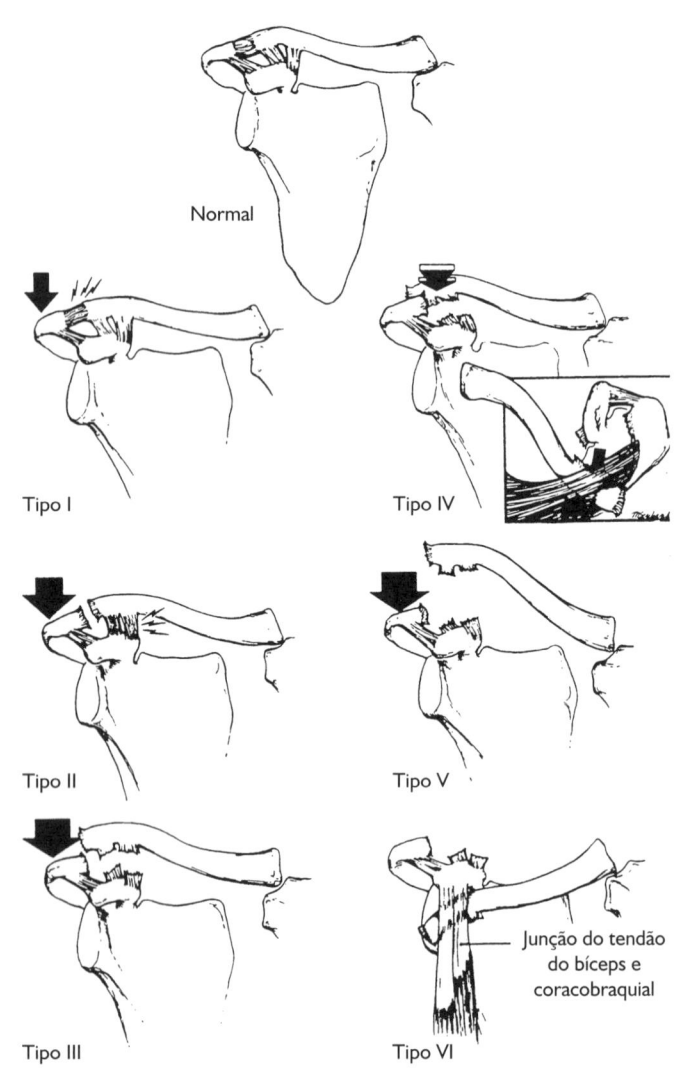

FIGURA 2.15 Separação acromioclavicular. (Reproduzida, com permissão, de Safran MR, MeKeag, DB, VanCamp SP. *Manual of Sports Medicine*. Philadelphia, Pa: Lippincott-Raven, 1998.)

articular também se rompe, resultando na separação completa da clavícula do acrômio. Os Tipos IV a VI são raros. Os Tipos IV e V compreendem a desinserção do deltoide e do trapézio. O Tipo IV também envolve o deslocamento posterior da clavícula. Os Tipos V e VI implicam o deslocamento da clavícula de forma superior e anterior ao tendão do bíceps, respectivamente.

Apresentação clínica

Os pacientes relatam história recente de trauma, como colisão durante prática de futebol, impacto na prática de artes marciais, queda sobre um dos ombros aduzido ou acidente de veículo automotor que precipitou os sintomas imediatamente. Os pacientes experimentam dor difusa no ombro, a qual é exacerbada com o levantamento ou a movimentação do ombro. Em pacientes com separação AC do Tipo III ou superior, pode-se observar a deformidade da articulação AC.

Exame físico

Os pacientes tendem a apresentar-se com o braço em posição aduzida. Equimose e abrasões podem estar presentes sobre a área do trauma. A palpação da articulação AC revela sensibilidade e, dependendo do tipo de lesão, deslocamento da clavícula (≥ Tipo II). Edemas também podem ser evidentes. A abdução, tanto passiva como ativa, provavelmente será dolorosa. O teste do braço cruzado, no qual o braço afetado do paciente é aduzido de forma passiva ao longo de seu tórax, também pode reproduzir dor.

A realização de um exame neurovascular completo é importante para a exclusão da existência de lesão no plexo braquial, que, embora rara, pode ocorrer pela separação acromioclavicular.

Estudos diagnósticos

Radiografias de ambos os ombros devem ser obtidas. Para auxiliar na visualização, radiografias com o uso de pesos de 5 a 7,5 kg, amarrados em cada punho, também podem ser realizadas.

Nas lesões do Tipo I, as radiografias apresentam-se normais.

Nas lesões do Tipo II, as radiografias revelam subluxação de menos de 1 cm da articulação AC e espaço CC normal.

Nas lesões do Tipo III, as radiografias revelam mais de 1 cm de subluxação do espaço da articulação AC e deslocamento completo da clavícula, com menos de 25 a 100% de alargamento do espaço CC.

Nas lesões do Tipo IV até o Tipo VI, a articulação AC apresenta mais de 1 cm de subluxação, alargamento da CC e deslocamento posterior da clavícula ao longo do trapézio (Tipo IV), deslocamento superior em posição subcutânea (Tipo V) ou deslocamento inferior por baixo do coracoide (Tipo VI).

O ultrassom e/ou a RM podem ser úteis para a avaliação da lesão concomitante em tecidos moles. Para atletas em competição, deve-se obter RM, particularmente quando intervenções cirúrgicas estiverem sendo cogitadas.

Tratamento

As separações de articulação AC de Tipos I e II podem ser tratadas de forma não-cirúrgica com gelo, analgésicos e uso de tipoia por alguns dias. Após lesões do Tipo I, pressupondo-se a resolução dos sintomas e o retorno à mobilidade completa sem dor, os atletas podem retomar suas práticas esportivas habituais dentro de duas semanas. Após lesões do Tipo II, pressupondo-se que estejam assintomáticas e que a mobilidade esteja completa, os atletas devem permanecer com tipoia por até duas semanas e, em geral, podem voltar à prática esportiva dentro de duas semanas.

O tratamento da separação AC do Tipo III ainda é algo controverso. Alguns médicos acreditam que o cuidado não-cirúrgico oferece os melhores desfechos, enquanto outros preferem abordagens cirúrgicas mais agressivas, em especial em pacientes que executam trabalho manual pesado.

Os Tipos de IV a VI requerem avaliação cirúrgica e, normalmente, redução aberta e fixação interna (RAFI).

Após quaisquer tratamentos, os pacientes devem ser submetidos a programas de fisioterapia com alongamento e fortalecimento. Além disso, atletas que voltam a praticar esportes de contato, como futebol americano ou hóquei sobre o gelo, podem beneficiar-se de imobilizador da AC ou acolchoamento especial disponível para ajudar a proteger essa articulação em colisões futuras.

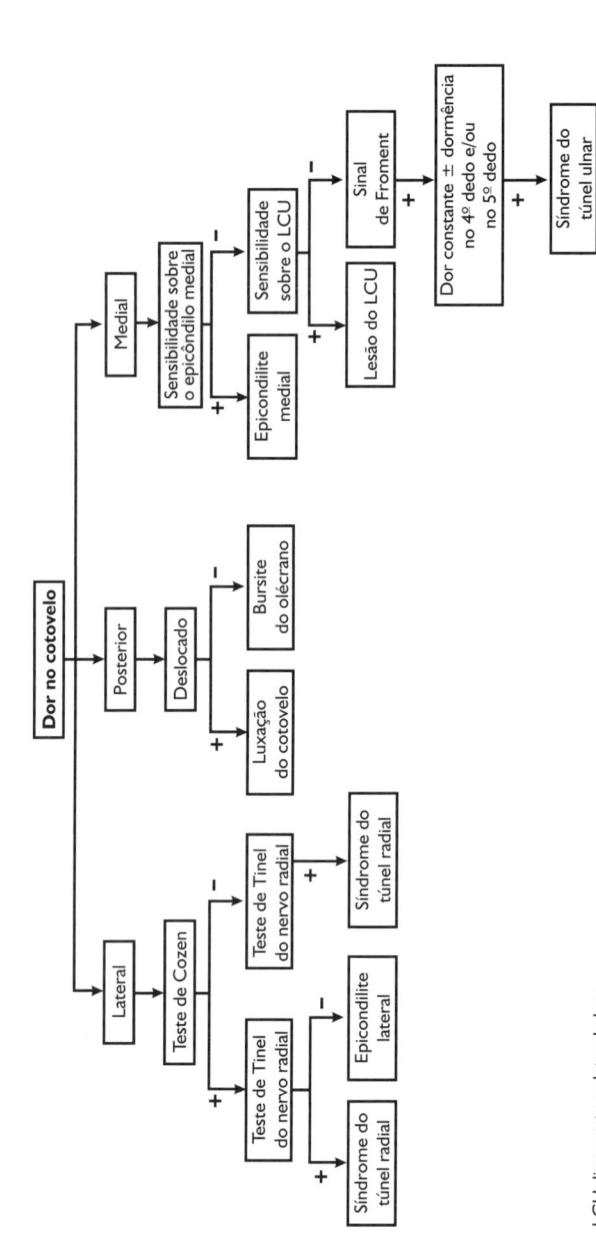

```
                              Dor no cotovelo
        ┌──────────────────────────┼──────────────────────────┐
     Lateral                   Posterior                    Medial
        │                          │                          │
   Teste de Cozen              Deslocado            Sensibilidade sobre
        │                     ┌────┴────┐              o epicôndilo medial
        │                     +         -              ┌────┴────┐
        │                     │         │              +         -
        │                  Luxação    Bursite       Epicondilite  Sensibilidade
        │                 do cotovelo do olécrano      medial      sobre o LCU
        │                                                         ┌────┴────┐
        │                                                         +         -
        │                                                      Lesão do   Sinal de
        │                                                        LCU      Froment
        │                                                                   │
        │                                                                   +
        │                                                         Dor constante ± dormência
        │                                                          no 4º dedo e/ou no 5º dedo
        │                                                                   │
        │                                                                   +
        │                                                            Síndrome do
        │                                                             túnel ulnar
```

Fluxograma: Dor no cotovelo

- **Lateral** → Teste de Cozen
  - (+) Teste de Tinel do nervo radial
    - (+) Síndrome do túnel radial
    - (−) Epicondilite lateral
  - (−) Teste de Tinel do nervo radial
    - (+) Síndrome do túnel radial

LCU, ligamento colateral ulnar.

3
Dor no cotovelo

> **Sinais e sintomas de alerta**
>
> *Quaisquer destes sinais e sintomas requerem avaliação urgente e intervenção apropriada:*
> Febre
> Calafrios
> Articulação quente e edemaciada
> Sintomas neurológicos progressivos
> Perda do pulso

EPICONDILITE LATERAL (COTOVELO DE TENISTA)

Apesar de muitas pessoas que não jogam tênis apresentarem esse distúrbio, o termo cotovelo de tenista ainda é usado popularmente. O termo epicondilite lateral propriamente dito é uma inadequação, pois os estudos histológicos revelam que a tendinose (fibrose), não a *ite* (inflamação), pode ser o mecanismo subjacente à patologia. Não obstante, o termo epicondilite lateral tem persistido.

As lesões por uso excessivo de mecânica inadequada ou equipamento mal-adaptado (tamanho impróprio da empunhadura da raquete, tensão de encordoamento da raquete muito apertada, giro repetitivo de uma chave de fenda), bem como a falta de condicionamento muscular prévio a essas atividades são fatores contribuintes.

Apresentação clínica

Em geral, os pacientes têm de 40 a 50 anos de idade e se apresentam com dor lateral no cotovelo, que ocorre na execução de atividades como levantamento, aperto das mãos ou qualquer outro movimento que exija pronação e supinação repetitivas do antebraço. Conforme a patologia progride, os pacientes podem relatar dor devido a atividades mínimas, como ao abrir uma porta e ao segurar utensílios. Por causa da limitação de função decorrente da dor, por vezes, os pacientes queixam-se de "fraqueza".

Exame físico

A sensibilidade localizada é identificada com facilidade na região distal ao epicôndilo lateral, na origem do extensor comum. A extensão do punho contra resistência produz dor (teste de Mill) (Fig. 3.1). A flexão passiva do punho com o cotovelo em extensão também pode produzir dor no paciente. Além disso, a extensão contra resistência do terceiro dedo com o cotovelo em extensão pode reproduzir os sintomas (embora esse sinal também possa ser positivo na síndrome

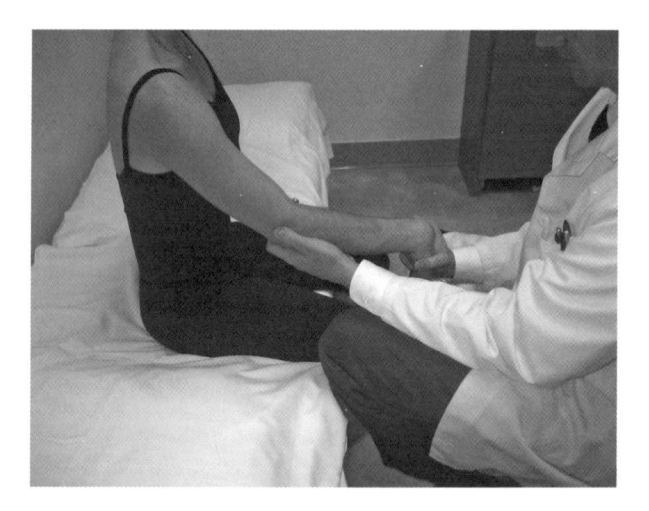

FIGURA 3.1 A extensão do punho contra a resistência produz dor (teste de Mill).

do túnel radial). A supinação contra resistência do antebraço costuma ser dolorosa. Uma forma de teste para essa condição é apertar as mãos do paciente, aplicando uma força pronadora (fazendo com que ele supine para resistir).

Outro teste adequado é a estabilização do cotovelo e a palpação do epicôndilo lateral enquanto o paciente prona e estende o punho contra resistência (teste de Cozen) (Fig. 3.2). A reprodução dos sintomas é característica da epicondilite lateral. Esse teste pode ser feito com o cotovelo flexionado ou estendido. Pode haver mais sensibilidade quando o cotovelo estiver estendido.

Estudos diagnósticos

Radiografias nem sempre são obtidas, mas podem ser solicitadas para exclusão de outras patologias, como corpo livre, fratura ou artrite.

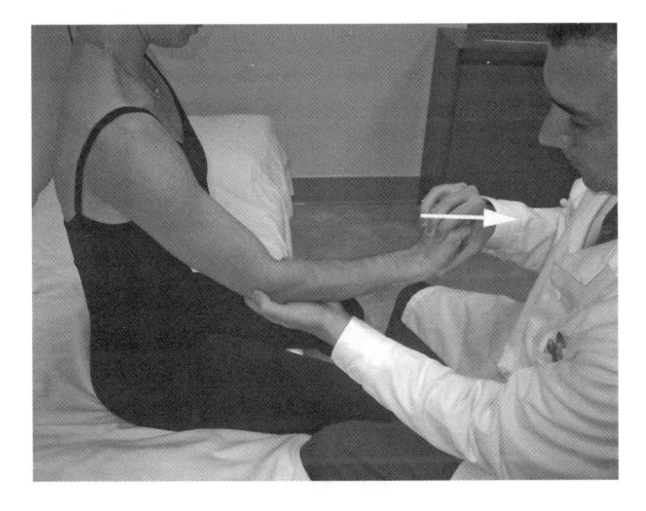

FIGURA 3.2 O teste de Cozen é outro teste adequado para a epicondilite lateral. Estabiliza-se o cotovelo do paciente e palpa-se o epicôndilo lateral enquanto o paciente prona e estende o punho contra resistência.

Tratamento

O tratamento inicial consiste na diminuição da dor e da inflamação (a inflamação pode não ser a causa subjacente, mas parece ser um fator contribuinte) na remoção ou na modificação da atividade ofensiva.

O gelo é um agente anti-inflamatório muito potente para essa condição superficial. Os cremes anti-inflamatórios também podem ser benéficos, assim como os fármacos anti-inflamatórios não-esteroides (AINEs).

A infiltração de anestésicos e corticosteroides (com cuidado para que não se injete no tendão) pode ser muito útil para a aceleração da recuperação (Fig. 3.3). Às vezes a

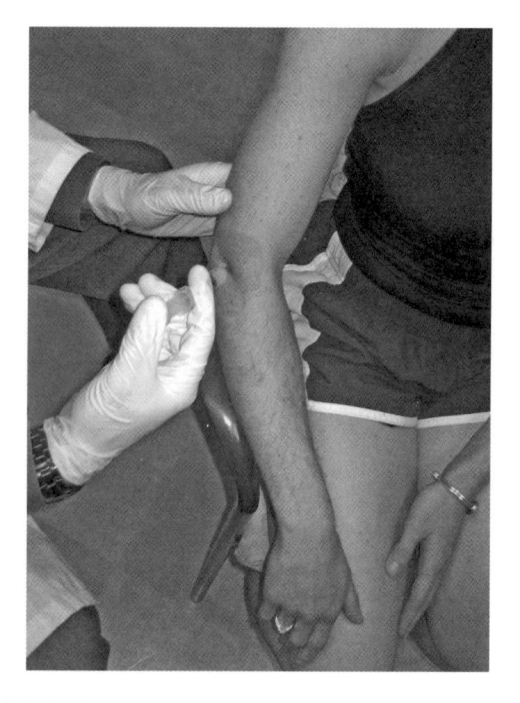

FIGURA 3.3 Infiltração na epicondilite lateral.

> **Infiltração na epicondilite lateral**
>
> Depois da obtenção do consentimento informado do paciente, identifica-se o epicôndilo lateral. Os autores preferem usar agulha de número 25, 20 mg de acetato de triancinolona e 1 mL de lidocaína a 1%. Marca-se o ponto de sensibilidade máxima sobre o epicôndilo lateral. Esteriliza-se a área usando três *swabs* com iodo e uma compressa com álcool. Usando a técnica estéril, aponta-se a agulha perpendicularmente ao ponto de sensibilidade máxima. Sempre se aspira antes de infiltrar. Se for encontrado sangue na aspiração, deve-se reposicionar. Não deve haver aspirado na injeção. Caso seja percebida resistência, não infiltrar. A resistência pode indicar que a agulha está no tendão. Nunca se infiltra diretamente para dentro do tendão. Faz-se a reposição e a aspiração novamente. Quando não houver aspirado e o injetado fluir suavemente, deve-se infiltrar. Retira-se o iodo com a compressa de álcool. Observe que alguns médicos preferem usar 40 mg de acetato de triancinolona. Pela experiência dos autores, 20 mg é o suficiente.

infiltração precisa ser repetida (mas não se deve fazê-lo mais de três vezes).

A modificação do equipamento pode ser suficiente para a remoção do agente ofensivo. A mudança do tamanho da raquete ou da tensão de encordoamento, bem como o uso de chaves de fenda elétricas, são exemplos disso. O uso de uma faixa epicondilar sob o cotovelo pode ser útil quando o levantamento de cargas pesadas for inevitável.

A fisioterapia com foco em alongamento suave e fortalecimento também deve ser realizada. Na fase aguda, modalidades como ultrassom e mobilização de tecidos moles podem ser empregadas.

A maioria dos pacientes (mais de 95%) tem cura completa com cuidados conservadores agressivos. Nos raros casos refratários, o debridamento cirúrgico da tendinose com decorticação do epicôndilo lateral é uma opção.

SÍNDROME DO TÚNEL RADIAL

A síndrome do túnel radial às vezes é chamada de "cotovelo de tenista resistente", pois seus sintomas podem ser tão semelhantes aos do cotovelo do tenista que as duas condições costumam ser confundidas. O diagnóstico deve ser considerado com base na história e no exame físico, bem como em pacientes com diagnóstico de epicondilite lateral que não tenham respondido à terapia conservadora agressiva. Alguns médicos acreditam que essas duas condições possam coexistir em até 5% dos pacientes. Nessa síndrome, o nervo radial encontra-se comprimido na arcada de Frohse (localizada no cotovelo, na porção superior do supinador) ou na porção inferior do músculo supinador. O trauma, assim como a pronação e a supinação repetitivas e forçadas, pode causar a síndrome. No local da compressão, o nervo radial encontra-se ramificado no nervo interósseo posterior, que é unicamente motor.

Apresentação clínica

Os pacientes se apresentam com dor sobre o epicôndilo lateral. Como na epicondilite lateral, a dor do paciente se agrava com a extensão do punho, bem como com preensão e aperto repetitivos. As características distintivas úteis entre a síndrome do túnel radial e a epicondilite lateral incluem tanto dor noturna quanto dor que, por vezes, se irradia por sobre o antebraço. Além disso, o local da dor é ligeiramente distal ao da epicondilite lateral. Às vezes, a dor se irradia para o dorso da mão. Não há déficits sensoriais (p. ex., dormência), pois apenas o nervo interósseo posterior, um nervo unicamente motor, é afetado. Os pacientes, na maioria dos casos, não se queixam de fraqueza. Esta, quando presente, inclui extensão do primeiro dedo e extensão metacarpofalângica (MCF). Os pacientes são capazes de estender o punho, mas podem apresentar desvio radial.

Exame físico

O teste do dedo médio, em que este é estendido contra resistência, provavelmente será positivo na síndrome do túnel radial e em pacientes com epicondilite lateral. Uma forma de distinguir a síndrome do túnel radial da epicondilite lateral é a realização do teste de Tinel, percutindo-se à distância distal de cerca de 7,5 cm em relação ao epicôndilo lateral, sobre o curso do nervo radial. A reprodução da dor indica a possibilidade de síndrome do túnel radial. O teste de força geralmente é normal. Se a fraqueza estiver presente, uma compressão grave deve ser cogitada; a fraqueza pode ser detectada por extensão do primeiro dedo e MCFs (a extensão articular interfalângica permanece intacta). O desvio radial em extensão pode estar presente.

Estudos diagnósticos

Os estudos de eletromiografia/velocidade de condução nervosa (EMG/VCN) podem ser executados para avaliação da síndrome do túnel radial, mas esse teste apresenta uma taxa alta de falsos-negativos para essa condição.

Tratamento

O tratamento consiste em gelo, repouso relativo (evitar a atividade ofensiva, se possível) e fisioterapia. O uso de uma tala de plástico leve, à noite, para reduzir a mobilidade do cotovelo, pode ajudar na redução da supinação e da pronação não desejadas enquanto os músculos estiverem relaxados durante o sono. Isso pode dar ao nervo a oportunidade de cicatrizar. A infiltração de anestésicos e cortisona sobre o local da compressão pode ser diagnóstico-terapêutica. Em casos graves, ou casos recalcitrantes, a descompressão cirúrgica pode ser necessária.

EPICONDILITE MEDIAL (COTOVELO DE GOLFISTA)

Como no caso da epicondilite lateral, o termo epicondilite medial é usado erroneamente. Seu processo patológico é mais próximo ao de uma tendinose do que ao de uma tendinite. Não obstante, há um componente inflamatório. A epicondilite medial também é chamada de "cotovelo de golfista", mas, obviamente, outras pessoas, além dos golfistas, são atingidas por essa condição. O local de tendinose é a origem tendínea comum dos músculos flexores e pronadores, levemente anterior, sendo distal ao epicôndilo medial.

Apresentação clínica

Em geral, os pacientes têm entre 40 e 50 anos de idade e apresentam-se com queixas de dor no epicôndilo medial. A dor é exacerbada por atividades que envolvem a pronação ativa do antebraço e a flexão do punho, como empunhar um taco de golfe, rebater uma bola de tênis por cima, usar uma chave de fenda e jogar boliche. À medida que a doença progride, a dor passa a se manifestar mais por atividades pouco vigorosas, como o aperto de mãos.

Se houver dormência ou formigamento estendendo-se ao antebraço medial e ao quarto ou quinto dedo, o envolvimento do nervo ulnar deve ser cogitado e deve-se verificar a possibilidade de síndrome do túnel ulnar.

Exame físico

A sensibilidade é reproduzida imediatamente nas posições distal e anterior ao epicôndilo medial. Com o antebraço pronado, a flexão do punho contra resistência reproduz os sintomas dolorosos (Fig. 3.4).

Estudos diagnósticos

Radiografias nem sempre são necessárias, mas podem ser obtidas para a exclusão de artrite, lesões osteocondrais e demais lesões ósseas.

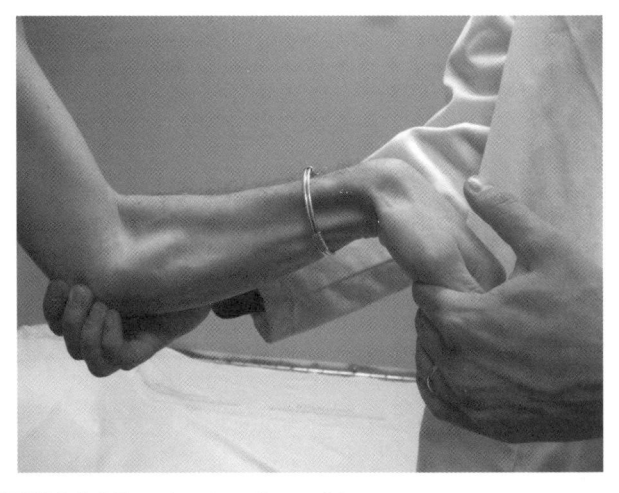

FIGURA 3.4 Teste de epicondilite medial.

Tratamento

O tratamento inicial consiste em diminuição da dor e da inflamação e remoção ou modificação da atividade ofensiva. O gelo pode ser usado como um agente anti-inflamatório potente para essa condição superficial. Os cremes anti-inflamatórios, assim como os AINEs, também podem ser benéficos.

Infiltrações de anestésicos e corticosteroides (com o cuidado de não se infiltrar no tendão) podem ser muito úteis para que se acelere a recuperação (Fig. 3.5). Às vezes, a aplicação precisa ser repetida (mas não se deve fazê-lo mais de três vezes).

A modificação das atividades e do equipamento (p. ex., o uso de chaves de fenda elétricas) é necessária para o alívio dos estresses constantes nos músculos e tendões flexores/pronadores. Atualmente, acoplar uma tira de epicondilite lateral, ântero-medialmente, no antebraço, por sobre as massas flexora e pronadora pode estar indicado.

A fisioterapia focalizada em alongamento suave e fortalecimento deve ser realizada. Na fase aguda, modalidades como ultrassom e mobilização de tecidos moles podem ser empregadas.

Infiltração na epicondilite medial

Depois da obtenção do consentimento informado do paciente, identifica-se o epicôndilo medial. Os autores preferem usar agulha de número 25, 20 mg de acetato de triancinolona e 1 mL de lidocaína a 1%. Marca-se o ponto de sensibilidade máxima sobre o epicôndilo medial. Esteriliza-se a área usando três *swabs* com iodo e uma compressa com álcool. Usando técnica estéril, aponta-se a agulha perpendicularmente ao ponto de sensibilidade máxima. Sempre se aspira antes de infiltrar. Se for encontrado sangue na aspiração, deve-se reposicionar. Não deve haver aspirado na injeção. Caso seja percebida resistência, não infiltrar. A resistência pode indicar que a agulha está no tendão. Nunca se infiltra diretamente para dentro do tendão. Faz-se a reposição e a aspiração novamente. Quando não houver aspirado e o injetado fluir suavemente, deve-se infiltrar. Retira-se o iodo com a compressa de álcool. Deve-se observar que alguns médicos preferem usar 40 mg de acetato de triancinolona. Pela experiência dos autores, 20 mg é o suficiente.

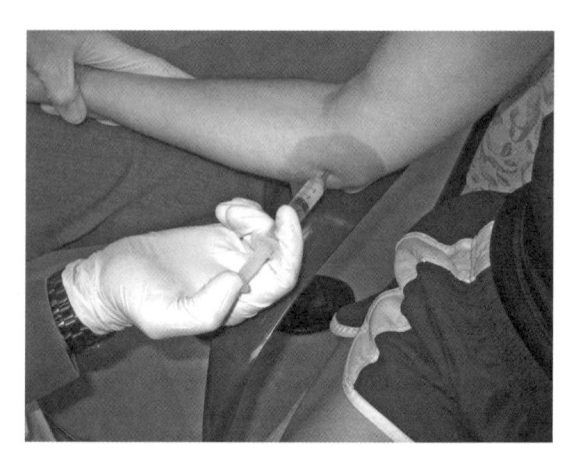

FIGURA 3.5 Infiltração na epicondilite medial.

O tratamento conservador agressivo é muito bem-sucedido para essa condição, apresentando uma taxa de mais de 85% de recuperação completa. Quando necessário, o tratamento cirúrgico envolve o debridamento epicondilar. Se houver envolvimento do nervo ulnar, ele poderá ser descomprimido no momento da cirurgia.

SÍNDROME DO TÚNEL ULNAR

A compressão do nervo ulnar no cotovelo (síndrome do túnel ulnar) é a segunda síndrome mais comum de compressão nervosa periférica (a mais comum é a síndrome do túnel do carpo). Nessa condição, o nervo ulnar é comprimido ao passar pelo túnel ulnar, que é o sulco no aspecto posterior do epicôndilo medial. Essa área também costuma ser chamada de "amor de sogra", pois as pessoas acidentalmente batem nessa área, passando a sentir formigamentos no cotovelo e na mão. Outro local comum para a compressão do nervo ulnar encontra-se entre as cabeças umeral e ulnar do flexor ulnar do carpo.

Apresentação clínica

Os pacientes relatam início gradual de dor medial no cotovelo, dormência e formigamento constantes no quarto e no quinto dedo. Com menos frequência, a dormência e o formigamento podem irradiar-se mais próximos ao braço. Conforme a patologia progride, os pacientes podem queixar-se de fraqueza na empunhadura, a qual se manifesta como dificuldade para realizar algumas atividades da vida diária, como abrir um jarro.

Por vezes, os pacientes identificam um evento traumático que imediatamente precipitou os sintomas. Nesse caso menos comum, o início não é lento e progressivo, mas bastante súbito.

Exame físico

Um sinal típico de Tinel está presente acima do túnel ulnar, reproduzindo os sintomas do paciente. Esse é um achado sensível, mas não muito específico (pode haver muitos falsos-positivos). O sulco ulnar no túnel ulnar pode ser palpado quando o cotovelo é flexionado e estendido lentamente. Se o nervo ulnar escapar do sulco, pela palpação, pode suspeitar-se de irritação ulnar no sulco.

A dormência também pode ser observada no quarto e no quinto dedo.

A flexão máxima sustentada do cotovelo é um teste adequado para a identificação da síndrome do túnel ulnar. Se esse teste reproduzir os sintomas de dormência e formigamento um minuto após a flexão máxima, será considerado positivo. Se passar de um minuto, o teste será considerado negativo.

A força intrínseca da mão pode estar diminuída. Deve-se testar a adução e a abdução dos dedos. Não se deve deixar de comparar a força intrínseca da mão do lado sintomático com a da mão do lado assintomático, pois a fraqueza pode ser sutil, em particular nos estágios iniciais da patologia.

O sinal de Froment é um caminho apropriado para a avaliação da compressão do nervo ulnar. Esse sinal testa, especificamente, a força no adutor do polegar. Pede-se ao paciente que segure um pedaço de jornal entre seu polegar estendido e a mão, enquanto o médico tenta puxar o pedaço de papel, afastando-o para longe. Os pacientes com paralisia do nervo ulnar e fraqueza do adutor do polegar flexionarão o flexor longo do polegar para segurar o papel.

Estudos diagnósticos

Exames de EMG/VCN podem ser executados para se estabelecer o diagnóstico. Embora não seja normal, se apenas as fibras nervosas sensoriais estiverem envolvidas na síndrome do túnel ulnar, o estudo pode resultar em um falso-negativo.

Tratamento

A modificação de atividades para limitação da flexão do cotovelo e para a manutenção da pressão direta com afastamento do túnel ulnar é o tratamento de primeira linha. Uma tala de plástico leve ou um protetor esportivo para o cotovelo podem ser usados à noite, a fim de limitar o movimento e diminuir a irritação noturna. O gelo pode ser útil. Terapias físicas ou ocupacionais que ensinem o paciente a evitar a tensão no nervo ulnar quando ele passa pelo túnel ulnar, bem como exercícios de alongamento e fortalecimento, devem ser considerados.

Por não se tratar de um processo inflamatório, a infiltração de corticosteroides a redor do nervo não é recomendada.

Se os sintomas persistirem, apesar da realização de cuidado conservador agressivo por mais de três meses, ou se os sintomas forem particularmente intensos e/ou a fraqueza for progressiva, a descompressão cirúrgica e a transposição do nervo ulnar são opções de tratamento.

LESÃO DO LIGAMENTO COLATERAL ULNAR

O ligamento colateral ulnar (LCU) é um dos estabilizadores primários do cotovelo. Os atletas jovens que participam de esportes com arremesso repetitivo (p. ex., beisebol) estão particularmente propensos a essa lesão por causa dos estresses repetidos em valgo, impostos ao ligamento, podendo levar a inflamação, microrruptura e ruptura.

Apresentação clínica

Os pacientes dessa condição são mais jovens. Eles relatam dor medial no cotovelo com aumento gradual, que se torna pior por arremessos acima da cabeça. Repouso e aplicação de gelo costumam aliviar a dor. Os pacientes podem referir a prática de um número excessivo de lançamentos. Além disso, podem relatar a existência de uma dor semelhante nas últimas temporadas, a qual cedeu ao término da temporada.

Em pacientes com ruptura (caso relativamente raro), pode haver o relato de sensação de estalo súbito e dor intensa medial no cotovelo, ocorrendo durante o arremesso.

Exame físico

É comum que haja sensibilidade sobre o LCU. Pode haver dor e/ou perda leve da amplitude de movimento com extensão completa do cotovelo. Equimose e edema geralmente não estão presentes, a menos que tenha ocorrido ruptura franca. O esforço do cotovelo em valgo pode produzir dor e, com menos frequência, revelar aumento da abertura articular. O lado normal deve ser sempre comparado ao lado lesionado.

Estudos diagnósticos

Deve-se obter radiografias, as quais podem revelar anormalidades ósseas. A ressonância magnética com contraste intra-articular é o exame de imagem diagnóstico escolhido. Entretanto, deve-se considerar que o vazamento potencial de contraste em lesões crônicas pode apresentar resultados falso-negativos.

Tratamento

Proteção, restrição de atividades, gelo, compressão, elevação, uso cauteloso de AINEs e fisioterapia focalizada em exercícios de amplitude de movimento e fortalecimento se configuram como o tratamento de primeira linha. As infiltrações de esteroides não são recomendadas para esse distúrbio, pois podem piorar a condição. Se os sintomas persistirem apesar dos cuidados conservadores, a reconstrução cirúrgica pode ser considerada. Se a cirurgia for efetuada, a reabilitação pós-operatória deverá levar pelo menos um ano.

Antes de retornar às atividades esportivas, o paciente deve ser submetido a um programa de terapia progressiva de arremessos, bem como a um programa de fortalecimento da musculatura circundante.

Para a prevenção da lesão, é crucial que os atletas jovens não forcem o cotovelo praticando muitos arremessos. Nos Estados Unidos, as diretrizes de 2007 da diretoria da Little League (Liga Infantil) estabelecem que jovens de 17 e 18 anos de idade podem praticar a quantidade máxima de 105 arremessos diários. Jovens de 13 a 16 anos podem praticar 95 arremessos diários. Jovens de 11 e 12 anos, 85 arremessos diários, e jovens com 10 anos ou menos, 75 arremessos por dia. Além disso, jovens com 16 anos ou menos devem repousar, no mínimo, três dias se efetuarem 61 arremessos ou mais. Se efetuarem de 41 a 60 arremessos, precisam, no mínimo, de dois dias de repouso; 21 a 40 arremessos requerem, pelo menos, um dia de repouso. Para lançadores de 17 e 18 anos de idade que efetuam 76 arremessos ou mais, há necessidade de, no mínimo, três dias de repouso, 51 a 75 arremessos exigem pelo menos dois dias de repouso, e 26 a 50, pelo menos um dia de repouso.

BURSITE DO OLÉCRANO

A bolsa do olécrano é muito superficial e os cotovelos estão frequentemente em contato com superfícies duras. Essa combinação de fatores faz da bursite do olécrano por irritação prolongada (apoio sobre os cotovelos) ou trauma súbito (queda sobre o cotovelo) uma causa um tanto quanto comum de dor posterior no cotovelo. A bolsa também pode ser infectada. A bursite séptica do olécrano é menos comum, mas é importante que não seja desconsiderada, pois o tratamento imediato é fundamental para a prevenção de uma possível disseminação da infecção.

Apresentação clínica

Os pacientes relatam o início gradual de dor focal posterior no cotovelo. Se outro trauma estiver envolvido, ou se a dor for precipitada por infecção, ela se desenvolverá de repente. A dor pode ser bastante intensa, limitando a amplitude completa de movimento. A pressão exacerba a dor. Os pacientes podem observar edema do cotovelo.

Exame físico

Os pacientes costumam apresentar edema posterior no cotovelo, o qual se encontra claramente demarcado, causando dor ao ser tocado. Se a bolsa estiver eritematosa e edemaciada ou se o paciente apresentar febre, deve-se suspeitar de infecção.

Estudos diagnósticos

Se houver suspeita de infecção ou depósito cristalino (gota ou pseudogota), a bolsa deve ser aspirada e o fluido tingido com Gram deve ser enviado para cultura, contagem celular e análise do cristal. A contagem leucocitária normal é de menos de 200/mL. Leucocitoses de 200 a 2.000/mL são consideradas não-inflamatórias. Leucocitoses de 2.000 a 100.000/mL são consideradas inflamatórias. Leucocitoses com mais de 100.000/mL indicam sepse.

Se houver suspeita de infecção, exames de laboratório podem ser solicitados, a fim de que se avalie o hemograma completo com leucograma diferencial. Se houver suspeita de artrite reumatoide, o fator reumatoide e a velocidade de sedimentação globular podem ser investigados.

Se um trauma tiver precipitado os sintomas, podem ser obtidas radiografias para exclusão da hipótese de fratura.

Tratamento

Se o derrame da bolsa for grande, deve ser aspirado e enviado para análise, como já foi descrito, caso o fluido apresente um aspecto suspeito. A aspiração pode ser tanto terapêutica como diagnóstica. Se o aspirado parecer séptico ou se houver suspeita de sepse, o paciente poderá iniciar o uso de antibióticos de forma empírica. O paciente deve, então, ser tratado por modificação de atividades, gelo e AINEs, durante uma semana. O acolchoamento de cotovelo pode ser feito, a fim de que se protejam os cotovelos durante as atividades diárias, enquanto a inflamação cede.

Se o paciente permanecer sintomático uma semana mais tarde, deverá retornar ao médico. Se o tingimento com Gram e as culturas do fluido forem negativas, a bolsa deve ser aspirada novamente. Se o fluido permanecer asséptico, a infiltração de corticosteroide e lidocaína na bolsa pode apresentar uma boa ação terapêutica. O paciente também pode usar um manguito compressivo de neoprene ou elástico no cotovelo para ajudar na prevenção do reacúmulo de fluido na bolsa.

Se o derrame da bolsa for pequeno e apenas minimamente incômodo, o paciente pode ser tratado por modificação de atividades, gelo e AINEs. Se os sintomas piorarem ou persistirem, a aspiração pode ser apropriada.

Se a bursite do olécrano for diagnosticada como séptica, o paciente deve iniciar o uso de antibióticos específicos imediatamente, com base na cultura e na sensibilidade do aspirado. Dependendo do organismo e da condição imunitária do indivíduo, antibióticos intravenosos, aplicados no hospital, podem ser necessários. A descompressão cirúrgica ou a aspiração diária da bolsa devem ser executadas.

SÍNDROME DO PRONADOR

Na síndrome do pronador, o nervo mediano é comprimido no antebraço proximal. Embora o local exato da lesão nervosa seja variável, a compressão entre as duas cabeças musculares do pronador redondo é comum.

Apresentação clínica

Os pacientes se apresentam com queixas vagas de dor anterior (volar) no antebraço, a qual é exacerbada por atividades, melhorando com o repouso. Os pacientes podem queixar-se da ocorrência anormal de fadiga no antebraço e, por vezes, de dormência na distribuição do nervo mediano distal, incluindo os três primeiros dedos e o lado radial do quarto dedo. Ocasionalmente, a dor pode seguir para o braço.

Exame físico

O sinal de Tinel deve ser produzido com percussão sobre o local da compressão, em uma distância de cerca de 4 cm em relação à prega antebraquial. Além disso, se a pronação contra resistência reproduzir os sintomas dentro de 60 segundos, deve-se suspeitar de síndrome do pronador. Pode haver dormência sobre a distribuição do nervo mediano, distal em relação ao local da compressão. Os músculos tenares também podem estar fracos e/ou atrofiados em comparação ao lado assintomático.

Estudos diagnósticos

O exame de EMG/VNC é normal para pacientes com síndrome do pronador. Radiografias podem ser obtidas para o afastamento de outras patologias.

Tratamento

O cuidado conservador inclui repouso, gelo, AINEs, modificação de atividades e fisioterapia. Infiltrações de corticosteroides e anestésicos também podem fornecer alívio. Se os sintomas persistirem por mais de 3 meses, ou se forem particularmente graves e/ou progressivos, a descompressão cirúrgica pode ser realizada.

SÍNDROME DO NERVO INTERÓSSEO ANTERIOR

Na síndrome do nervo interósseo anterior (NIA), o nervo mediano passa pelo cotovelo na posição imediatamente medial em relação ao tendão do bíceps. Por volta de 4 a 6 cm de distância do cotovelo, o NIA se ramifica. O NIA é um nervo motor puro que supre o flexor longo do polegar, o pronador quadrado e o flexor profundo dos dedos para o segundo dígito.

Apresentação clínica

Os pacientes apresentam-se com queixas de dor vaga no antebraço e fraqueza na empunhadura.

Exame físico

O teste clássico é o sinal de OK. Nesse teste, pede-se aos pacientes que façam o sinal de OK com os dedos. Se eles apresentarem NIA, serão incapazes de fazê-lo. Em vez disso, suas articulações interfalângica distal e interfalângica do primeiro dedo se hiperestenderão, formando algo como um triângulo (Figs. 3.6A e 3.6 B).

Estudos diagnósticos

A EMG/ECN pode ser útil para que se estabeleça o diagnóstico e para que se afastem outras etiologias potenciais.

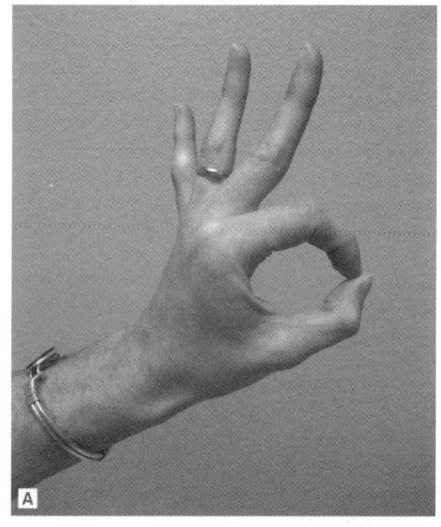

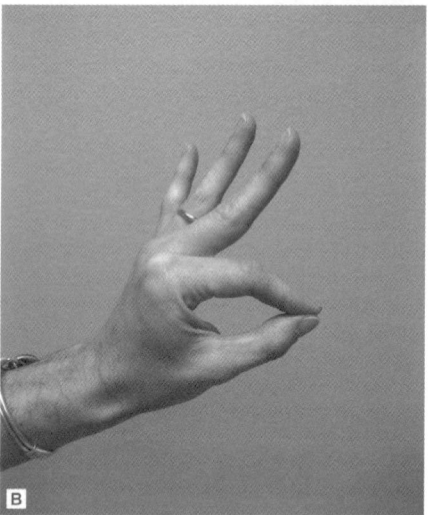

FIGURE 3.6 (A) Sinal de OK normal. **(B)** Sinal de OK anormal (sinal positivo: síndrome do nervo interósseo anterior).

Tratamento

O cuidado conservador inclui repouso, AINEs e imobilização. Além disso, um período breve de fisioterapia pode ser útil. As opções cirúrgicas incluem a exploração com descompressão do NIA.

LUXAÇÃO DO COTOVELO

Os cotovelos são deslocados para trás, a menos que haja uma fratura. O cotovelo é a terceira articulação mais comum a ser deslocada em adultos (ficando atrás do ombro e do dedo), sendo a mais comum em crianças.

Apresentação clínica

Os pacientes relatam história de queda sobre uma das mãos estendida, com precipitação imediata de dor, edema e incapacidade de flexionar o cotovelo.

Exame físico

A luxação é facilmente observável por inspeção e palpação. Em luxações posteriores, o olécrano torna-se muito proeminente e o antebraço aparece encurtado. Um exame neurovascular completo deve ser efetuado, a fim de que se afaste a possibilidade de lesões associadas.

Estudos diagnósticos

A obtenção de radiografias é importante para a exclusão de fraturas associadas.

Tratamento

A luxação deve ser reduzida assim que possível. Em decorrência da possibilidade de lesão neurovascular, a redução deve ser efetuada por um médico da unidade de emergência, por um cirurgião ortopédico ou por outro especialista em medicina musculoesquelética, com experiência em reduções manuais. Depois da redução, a condição neurovascular é reavaliada e são obtidas radiografias para confirmação do alinhamento.

A cirurgia pode ser necessária se houver algum comprometimento neurovascular associado, se a luxação for irredutível ou se existirem quaisquer fraturas associadas.

FRATURAS DO COTOVELO

A fratura radial é a forma mais comum de fratura do cotovelo. Ela resulta de queda sobre um dos braços estendido.

As fraturas de olécrano costumam resultar de quedas sobre um dos antebraços semiflexionado e supinado ou ocorrer depois de golpes diretos ao olécrano.

Apresentação clínica

Os pacientes apresentam-se com história de queda, com precipitação imediata de dor, edema e possível equimose.

Pacientes com fratura na cabeça radial relatam dor, em especial no aspecto lateral do cotovelo. Pacientes com fratura de olécrano referem dores mais posteriores, sobre o aspecto lateral do cotovelo.

Exame físico

A avaliação revela edema. Abrasões ou ferimentos mais profundos podem estar presentes, sendo provenientes do trauma. A palpação auxilia a determinar se a fratura está deslocada.

Em uma fratura da cabeça radial, pode haver derrame sobre o aspecto lateral do cotovelo. A cabeça radial é dolorosa à palpação. A amplitude passiva de movimento do cotovelo pode ser restringida pela dor, e o paciente pode ser incapaz de pronar o antebraço.

É sempre fundamental que se realize um exame neurovascular como garantia de que o trauma não resultou em lesão adicional. Em fraturas do olécrano, o nervo ulnar é o que mais costuma ser lesionado.

Estudos diagnósticos

É necessária a obtenção de radiografias para a confirmação do diagnóstico e para o conhecimento da extensão da fratura (Figs. 3.7 A-C).

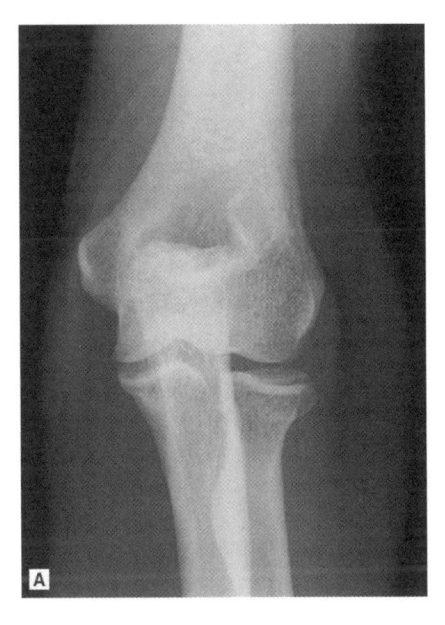

FIGURA 3.7 (A) Fratura do cotovelo. A radiografia ântero-posterior do cotovelo mostra uma fratura minimamente impactada na superfície articular da cabeça radial.

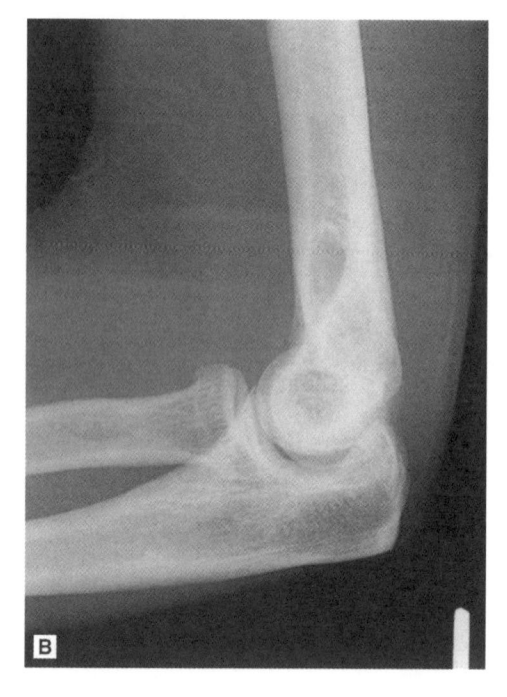

FIGURA 3.7 (CONTINUAÇÃO) (B) A radiografia lateral mostra uma luminosidade triangular nos tecidos moles anteriores ao úmero distal (sinal do coxim de gordura anterior). A fratura apresenta orientação oblíqua, sendo difícil observá-la.

Tratamento

Se houver fratura não-deslocada na cabeça radial, ou mesmo se for minimamente deslocada, o tratamento pode ser feito com uma tipoia ou uma tala, em transição para exercícios precoces de amplitude de movimento.

Se a fratura estiver deslocada cerca de 3 mm, angulada mais de 30%, se envolver 33% ou mais da superfície articular (regra dos 3) e/ou se estiver gravemente cominutiva, a cirurgia é o tratamento de preferência.

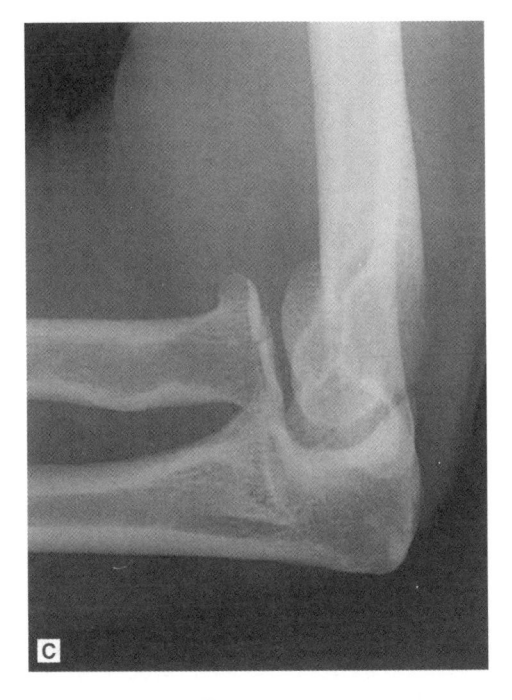

FIGURA 3.7 (CONTINUAÇÃO) (C) A radiografia oblíqua mostra a fratura. (Reproduzida, com permissão, de Chew F, Roberts, C. *Musculoskeletal Imaging: A Teaching File*. 2nd ed. Philadelphia, Pa: Lippincott Williams & Wilkins, 2006.)

Se uma fratura de olécrano estiver presente, mas não estiver deslocada, pode-se usar uma tala posterior, com o cotovelo a cerca de 40 a 60° de flexão. Alguns médicos realizam a imobilização a 90°. A radiografia do cotovelo deve ser repetida após uma semana como garantia de que a fratura não se deslocou. Dependendo da extensão da lesão, os exercícios de amplitude de movimento devem ser iniciados em 2 a 3 semanas após a lesão.

Se a fratura do olécrano estiver deslocada mais de 2 mm, o tratamento cirúrgico será necessário.

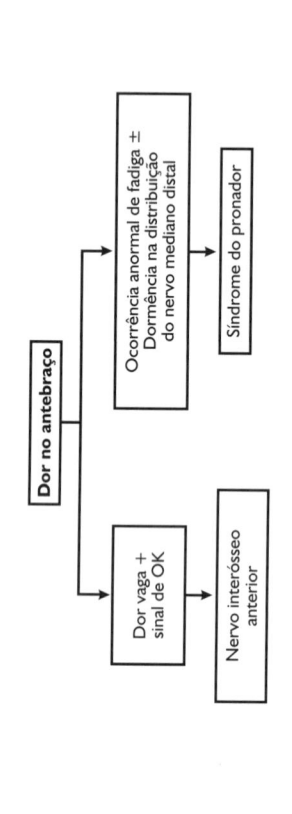

```
                    Dor no antebraço
                    /            \
         Dor vaga +              Ocorrência anormal de fadiga ±
         sinal de OK             Dormência na distribuição
              |                  do nervo mediano distal
              ↓                           ↓
         Nervo interósseo           Síndrome do pronador
         anterior
```

4
Dor no punho e na mão

> **Sinais e sintomas de alerta**
>
> *Quaisquer destes sinais e sintomas requerem avaliação urgente e intervenção apropriada:*
> Febre
> Calafrios
> Articulação quente e edemaciada
> Sintomas neurológicos progressivos
> Perda do pulso

SÍNDROME DO TÚNEL DO CARPO

A síndrome do túnel do carpo (STC) é a neuropatia compressiva mais comum. Os ossos do carpo formam o assoalho e as paredes do túnel; o rígido retináculo flexor insere-se nos ossos do trapézio e do escafoide a fim de formar o teto rígido. Pelo túnel rígido, passam oito tendões flexores, cobertos por uma bainha comum, bem como o tendão do flexor longo do polegar, coberto por sua própria bainha. O nervo mediano encontra-se imediatamente na superfície dorsal ao retináculo flexor. Diabete melito, disfunção da tireoide, gravidez, artrite reumatoide e outras condições clínicas predispõem ao desenvolvimento de STC.

Apresentação clínica

Os pacientes costumam apresentar-se com dor e dormência que irradiam do punho aos três primeiros dedos e ao lado

Dor na mão

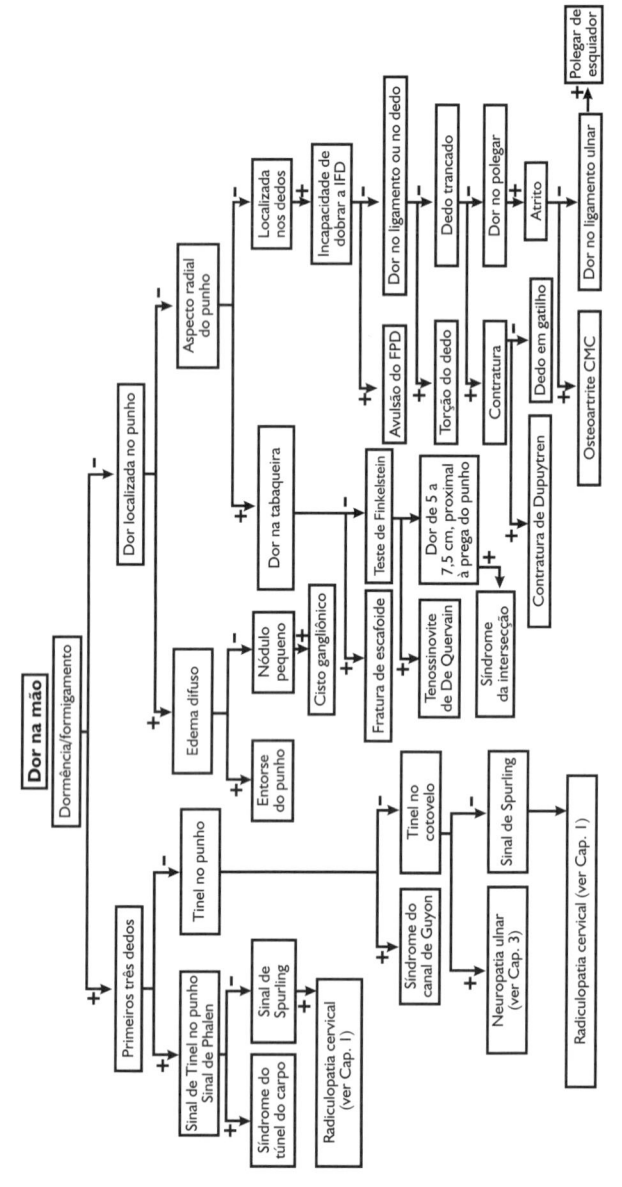

Dormência/formigamento
- Primeiros três dedos
  - **+** Tinel no punho
    - **+** Sinal de Tinel no punho / Sinal de Phalen
      - **+** Síndrome do túnel do carpo
      - **−** Sinal de Spurling
        - **+** Radiculopatia cervical (ver Cap. 1)
    - **−** Tinel no cotovelo
      - **+** Síndrome do canal de Guyon
        - Neuropatia ulnar (ver Cap. 3)
      - **−** Sinal de Spurling
        - Radiculopatia cervical (ver Cap. 1)
- Dor localizada no punho
  - **+** Edema difuso
    - **+** Entorse do punho
    - **−** Nódulo pequeno
      - **+** Cisto gangliônico
  - **+** Dor na tabaqueira
    - **+** Fratura de escafoide
    - **−** Teste de Finkelstein
      - **+** Tenossinovite de De Quervain
      - Dor de 5 a 7,5 cm, proximal à prega do punho
        - **+** Síndrome da intersecção
    - Contratura de Dupuytren
      - **+** Dedo em gatilho
  - **−** Aspecto radial do punho
    - **+** Localizada nos dedos
      - **+** Incapacidade de dobrar a IFD
        - **+** Avulsão do FPD
        - **−** Dor no ligamento ou no dedo
          - **+** Torção do dedo
          - Contratura
      - Dedo trancado
      - Dor no polegar
        - **+** Atrito
          - **+** Osteoartrite CMC
          - **−** Dor no ligamento ulnar
            - **+** Polegar de esquiador

CMC, (articulação) carpometacarpal; IFD, (articulação) interfalângica distal; FPD, flexor profundo dos dedos.

radial do quarto dedo. Não é incomum que se queixem de dor e dormência na mão inteira. Os pacientes podem relatar que despertam à noite com aumento dos sintomas e então agitam a mão para "acordá-la", "fazer o sangue circular" e diminuir a dor e a dormência. Os sintomas podem ser exacerbados durante atividades como digitação ou tricô. Em geral, atividades que requerem a flexão repetitiva do punho (digitação em uma posição anatômica aquém do ideal) ou a extensão repetitiva do punho exacerbam os sintomas.

À medida que a síndrome progride, os sintomas podem tornar-se mais constantes. Os pacientes podem observar fraqueza em sua empunhadura, incluindo dificuldade em atividades como abertura de potes ou abotoamento de camisas, e relatar que deixam objetos cair. Algumas vezes, os pacientes avaliam sua fraqueza como "falta de jeito" nas mãos.

Exame físico

Os três testes clássicos para STC são o sinal de Tinel, o teste de Phalen e o teste da compressão carpal. Um sinal de Tinel positivo (Fig. 4.1) ocorre quando a percussão repetida sobre

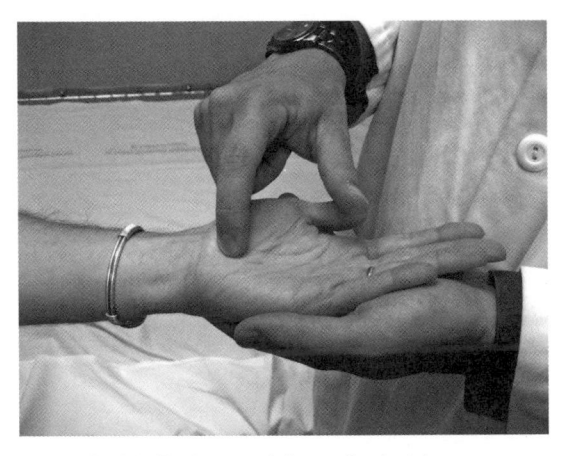

FIGURA 4.1 Sinal de Tinel para a síndrome do túnel do carpo.

o nervo mediano, ao passar pelo túnel do carpo, produz sintomas na distribuição do nervo mediano. No teste de Phalen (Fig. 4.2), o paciente põe ambos os punhos em flexão completa e justapõe o aspecto dorsal das mãos, uma contra a outra. Se os sintomas forem reproduzidos em um minuto, o teste será positivo para STC. Se o paciente tiver STC, os sintomas ocorrerão nos primeiros 10 a 20 segundos.

No teste da compressão carpal (Fig. 4.3), o médico aplica pressão fixa e firme sobre o túnel do carpo. Se os sintomas forem reproduzidos em 30 segundos, o teste será considerado indicativo de STC.

Os pacientes podem relatar dormência com a palpação leve sobre a distribuição do nervo mediano na mão. A eminência tenar *não* deve estar dormente, pois o ramo cutâneo do nervo mediano supre essa região, ramificando-se de forma mais proximal em relação ao túnel do carpo.

Em casos mais avançados, os pacientes podem apresentar atrofia da eminência tenar e/ou fraqueza tenar, a qual se manifesta por dificuldades na realização da oposição do polegar.

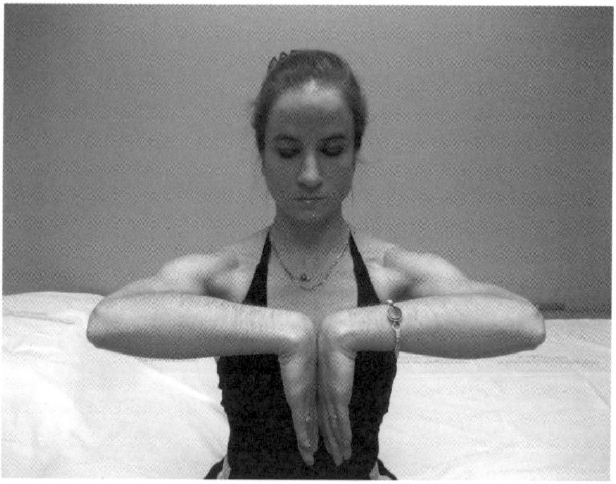

FIGURA 4.2 Teste de Phalen.

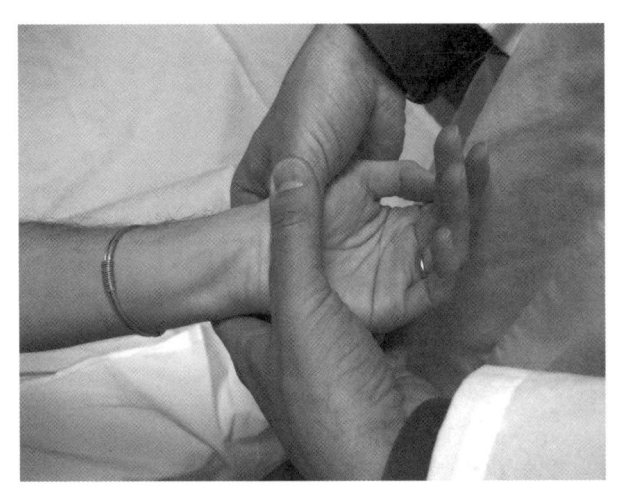

FIGURA 4.3 Teste de compressão carpal.

Estudos diagnósticos

A eletromiografia/velocidade de condução nervosa (EMG/VCN) é o exame de escolha para distinguir a STC das demais patologias, como radiculite cervical ou neuropatia ulnar. A EMG/ECN também pode determinar a gravidade da doença. Via de regra, os sintomas se correlacionam com a quantidade de lesão nervosa. Por vezes, no entanto, um paciente com sintomas moderados, ou mesmo leves, pode apresentar lesão nervosa significativa no teste da EMG/ECN. Esse dado é importante, pois tal paciente precisa ser abordado com mais urgência ou, pelo menos, precisa ser assistido com mais atenção. Uma vez que os nervos motores estiverem significativamente danificados, a força pode levar muito tempo para voltar ao normal, podendo não retornar. Existem discussões sobre a necessidade de estudo eletrodiagnóstico para pacientes com suspeita de STC. Certamente, qualquer paciente para o qual se cogite uma cirurgia se beneficiaria da EMG/ECN. Alguns médicos acreditam que a maioria, se não todos os pacientes com STC, deve ter o exame de EMG/ECN solicitado para que se documente a gravidade da doença e se identifique quais precisam de assistência mais intensa e/ou intervenção mais agressiva em decorrência do risco de lesão nervosa.

Estudos recentes mostraram que o ultrassom pode ser um exame de imagens não-invasivo promissor para a avaliação do nervo mediano. Com o uso de ultrassom, o edema do nervo mediano é avaliado. A EMG/ECN continua sendo o padrão de diagnóstico de patologia do nervo mediano.

Tratamento

Em casos leves, é suficiente que se use uma tala de repouso para o punho, à noite, a fim de mantê-lo em posição neutra. Enquanto dormem, as pessoas têm a propensão de flexionar os punhos, imprimindo estresse sobre o nervo dentro do túnel. No caso da STC, isso pode implicar uma irritação constante adicional ao nervo, tornando a cura mais lenta.

Um período curto de administração de fármacos anti-inflamatórios não-esteroides também pode ser útil. Além disso, os pacientes devem ser submetidos a um breve período de fisioterapia ou terapia ocupacional. Na terapia, os pacientes devem trabalhar com educação em ergonomia, mecânica postural, exercícios de fortalecimento e exercícios de deslizamento do tendão. Na fase aguda, pode-se utilizar gelo para ajudar na redução da inflamação. Além disso, a avaliação do local de trabalho (ou a orientação sobre ajustes neste local) é fundamental para que se assegure que tensões repetitivas diárias não sejam impostas ao túnel do carpo.

Se os sintomas forem mais constantes e/ou incômodos para o paciente, um dos tratamentos efetivos é a infiltração de esteroide e anestésico no túnel do carpo (Fig. 4.4), a qual pode acelerar a recuperação. A orientação com ultrassom pode auxiliar no direcionamento da infiltração.

Para sintomas mais constantes, as talas de punho podem ser empregadas com mais frequência.

Se o cuidado conservador não for efetivo, a liberação cirúrgica do túnel pode ser necessária.

Caso uma paciente grávida desenvolva STC, os sintomas podem solucionar-se de forma espontânea após a gestação.

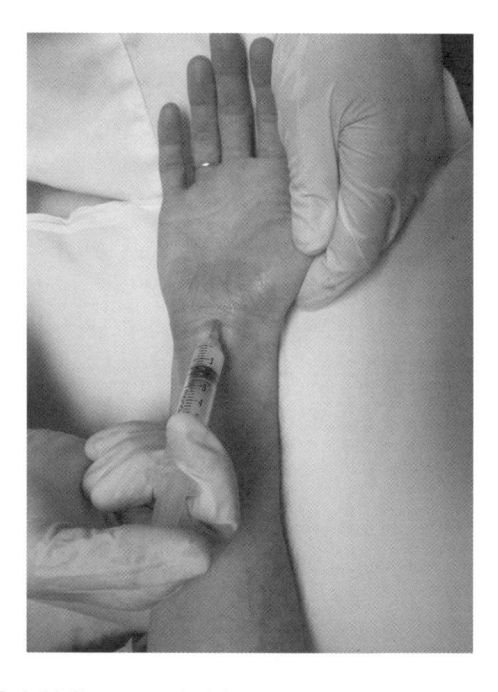

FIGURA 4.4 Infiltração no túnel do carpo.

Infiltração no túnel do carpo

Depois da obtenção do consentimento informado do paciente, identifica-se o túnel do carpo. Os autores preferem usar agulha número 25, 40 mg de acetato de triancinolona e 1 mL de lidocaína a 1%. Marca-se um lugar no meio da prega proximal do punho. Esteriliza-se a área usando três *swabs* com iodo e uma compressa com álcool. Usando a técnica estéril, direciona-se a agulha, em um ângulo de 45°, em direção ao túnel e infiltra-se distalmente. Sempre se aspira antes de infiltrar. Se for encontrado sangue na aspiração, deve-se reposicionar. Não deve haver aspirado na injeção. Caso seja percebida resistência, não infiltrar. A resistência pode indicar que a agulha está em um tendão. Nunca se infiltra diretamente dentro de um tendão. Faz-se a reposição e a aspiração novamente. Quando não houver aspirado e o injetado fluir suavemente, deve-se infiltrar. Retira-se o iodo com a compressa de álcool.

Se um paciente apresentar uma condição subjacente não-tratada, que esteja causando a STC (p. ex., hipotireoidismo), é fundamental que se aborde esse problema. O tratamento da condição subjacente também pode aliviar os sintomas da STC.

TENOSSINOVITE DE DE QUERVAIN

A tenossinovite de De Quervain é uma inflamação dos tendões no primeiro compartimento dorsal do punho. Esses tendões são o abdutor longo do polegar (ALP) e o extensor curto do polegar (ECP). A tenossinovite de De Quervain pode ser causada por microtrauma repetitivo ou, com menos frequência, por trauma súbito nos tendões.

Apresentação clínica

Os pacientes se queixam de dor localizada no aspecto dorsolateral do punho, sobre a estiloide radial. A dor costuma ser exacerbada pelos movimentos do polegar. A história detalhada costuma revelar que o paciente iniciou uma nova atividade, a qual envolve o uso repetitivo do polegar. Por exemplo, o paciente pode ser uma mãe jovem que, de forma repetida, tem erguido seu filho recém-nascido. Outras causas comuns incluem o início da prática de um novo passatempo, como tricô, golfe, uso de computador ou jardinagem. Essas atividades exacerbam a dor. Algumas vezes, existe um edema leve sobre a área dolorosa.

Exame físico

Deve-se observar a presença de edema por sobre o primeiro compartimento dorsal do punho. O teste de Finkelstein deve ser executado. Nesse teste, o paciente fecha o punho com seu polegar completamente flexionado *sob* seus quatro dedos. O médico então aplica, de forma passiva, uma força de desvio ulnar no punho. Esse teste pode ser "positivo" em muitas pessoas assintomáticas. Desse modo, é importante a garantia de que o teste reproduza os sintomas típicos do paciente, a fim de que seja considerado positivo. Além disso, o lado assintomático deve ser testado.

Estudos diagnósticos

Não há estudos de imagem de rotina realizados para essa condição, devendo ser solicitados para afastar outras patologias (podendo ser o caso de uma lesão aguda nos tendões que precipite sintomas, afastando a suspeita de uma fratura).

Tratamento

O tratamento inicial consiste no uso de uma tala no polegar do paciente. A tala imobiliza o polegar e o punho. O gelo também pode ser usado como um excelente agente anti-inflamatório nessa área. O paciente pode beneficiar-se de algumas sessões de terapia ocupacional.

Se os sintomas forem intensos ou persistirem apesar de 2 a 3 semanas de terapia mais conservadora, pode-se aplicar uma infiltração na bainha do tendão (Fig. 4.5). Como sempre, é importante que não se infiltre diretamente no tendão. O ultrassom pode ser empregado para auxiliar na visualização da infiltração. Associado aos riscos habituais da infiltração (p. ex., infecção, sangramento, reação alérgica, enfraquecimento do tendão, elevação transitória da glicose sanguínea), existe o risco de hipopigmentação cutânea decorrente da localização da infiltração (relacionado à superficialidade da infiltração). Houve relatos de atrofia subcutânea (muito rara) com extensão aos vasos linfáticos, de forma mais próxima, no antebraço, causando lesão ao nervo sensorial radial. A lesão do nervo sensorial radial pode resultar em anestesia sobre o primeiro raio dorsal da mão e sobre a área dorsal do polegar. Em geral, isso se resolve em algumas horas. Em casos raros, se o nervo radial for ferido gravemente por penetração direta da agulha, pode haver dor persistente na distribuição do nervo radial superficial.

Em casos recalcitrantes graves, a descompressão cirúrgica do primeiro compartimento dorsal pode ser necessária.

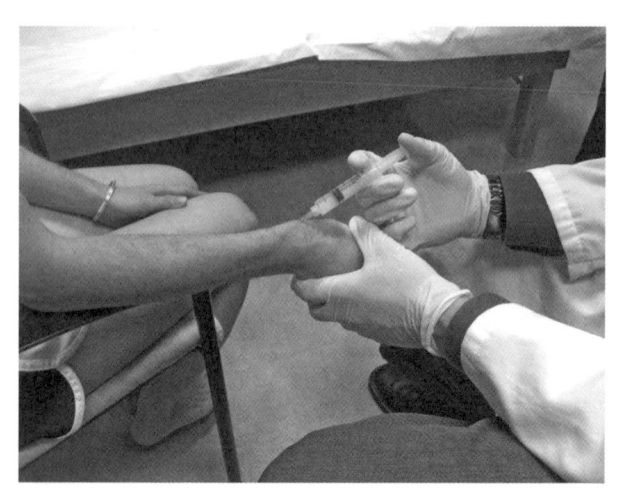

FIGURA 4.5 Infiltração de De Quervain.

Infiltração na tenossinovite de De Quervain

Depois da obtenção do consentimento informado do paciente, identifica-se o ponto de sensibilidade máxima ao longo da bainha do tendão do abdutor longo do polegar e do extensor curto do polegar. Os autores preferem usar agulha número 25, 20 mg de acetato de triancinolona e 1 mL de lidocaína a 1%. Marca-se um lugar a cerca de 3 cm do ponto de sensibilidade máxima. Esteriliza-se a área usando três *swabs* com iodo e uma compressa com álcool. Usando a técnica estéril, direciona-se a agulha, em um ângulo de 30°, ao tendão, e infiltra-se proximalmente. Sempre se aspira antes da infiltração. Se for encontrado sangue na aspiração, deve-se reposicionar. Não deve haver aspirado na infiltração. Caso seja percebida resistência, não infiltrar. A resistência pode indicar que a agulha está no tendão. Nunca se infiltra diretamente dentro de um tendão. Faz-se a reposição e a aspiração novamente. Quando não houver aspirado e o injetado fluir suavemente, deve-se infiltrar. Retira-se o iodo com a compressa de álcool.

ARTRITE DA PRIMEIRA ARTICULAÇÃO CARPOMETACARPAL (ARTRITE DA BASE DO POLEGAR)

A primeira articulação carpometacarpal (CMC) é a articulação da mão mais afetada por osteoartrite. Trata-se de uma condição idiopática que ocorre sobretudo entre mulheres com mais de 40 anos. A artrite reumatoide também pode afetar essa articulação (embora costume haver envolvimento sistêmico e sintomas bilaterais das articulações).

Apresentação clínica

Os pacientes queixam-se de dor na base do polegar, exacerbada com o movimento de pinça, bem como de "fraqueza" na força de pinça e na empunhadura. Os pacientes podem descrever rigidez no polegar. Com menos frequência, relatam que o polegar faz cliques e crepita com determinados movimentos.

Exame físico

Os pacientes têm sensibilidade sobre os aspectos dorsal e radial do polegar. A marca registrada da condição é um teste positivo de atrito (Fig. 4.6). Nesse teste, o médico segura a falange proximal do paciente e a atrita contra o trapézio (osso do carpo). Quando a manobra reproduzir os sintomas do paciente, será considerada positiva. A crepitação e/ou a instabilidade também são observáveis por essa manobra.

Estudos diagnósticos

As radiografias revelam estreitamento do espaço articular, esclerose, alterações císticas e outros sinais de osteoartrite. Naturalmente, muitos indivíduos assintomáticos podem apresentar alterações radiográficas consistentes com a osteoartrite de CMC. Por conseguinte, as radiografias são empregadas

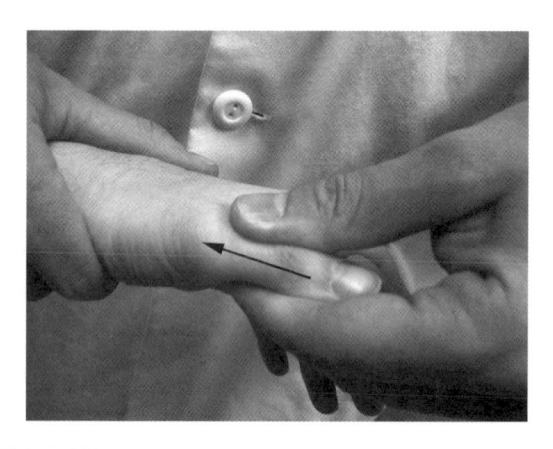

FIGURA 4.6 Teste de atrito da primeira articulação carpometacarpal.

em confirmação à suspeita clínica, mas não são diagnósticas isoladamente.

Quando o diagnóstico estiver em questão, uma infiltração intra-articular de anestésico pode ser feita. Se isso aliviar os sintomas, o diagnóstico será confirmado. Se um corticosteroide for adicionado ao infiltrado, a infiltração também pode ser terapêutica.

Tratamento

O cuidado conservador inclui terapia ocupacional para a melhora da dor e da função por meio de alongamentos e fortalecimento. Modalidades como parafina e calor podem ser úteis à terapia ocupacional. Cremes analgésicos tópicos são indicados. Alguns médicos imobilizam o polegar com uma tala, por um período de 2 a 3 semanas, esperando o final da fase inflamatória aguda.

A infiltração de corticosteroide e anestésico na articulação (Fig. 4.7) também pode ser muito útil. As infiltrações oferecem aproximadamente três meses de alívio quando bem-sucedidas.

Quando os cuidados conservadores não forem mais efetivos, podem ser necessárias opções cirúrgicas, como fusão

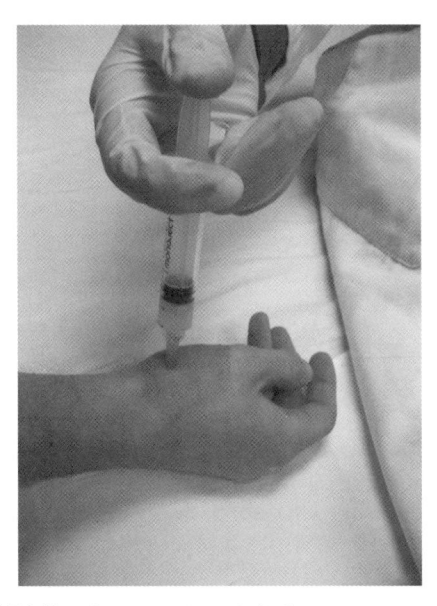

FIGURA 4.7 Infiltração na primeira articulação carpometacarpal.

Infiltração na primeira articulação carpometacarpal

Depois da obtenção do consentimento informado do paciente, identifica-se a primeira articulação CMC. Os autores preferem usar agulha número 25, 20 mg de acetato de triancinolona e 1 mL de lidocaína a 1%. Marca-se a articulação CMC. Esteriliza-se a área usando três *swabs* com iodo e uma compressa com álcool. Usando a técnica estéril, direciona-se a agulha perpendicularmente à articulação. Sempre se aspira antes da infiltração. Se for encontrado sangue na aspiração, deve-se reposicionar. Não deve haver aspirado na infiltração. Caso seja percebida resistência, não infiltrar. A resistência pode significar que a agulha está na articulação. Faz-se a reposição e aspiração novamente. Quando não houver aspirado e o injetado fluir suavemente, deve-se infiltrar. Retira-se o iodo com a compressa de álcool.

---

articular, reconstrução de ligamento e interposição de tendão (quando houver instabilidade na articulação), com ressecção parcial ou total do trapézio.

POLEGAR DE ESQUIADOR (POLEGAR DE COUTEIRO)

O polegar de esquiador é uma lesão do ligamento colateral ulnar (LCU) do polegar. Quando é resultado do ato de esquiar, a lesão costuma ocorrer quando a vara de esqui impõe força de abdução sobre o LCU durante uma queda. A lesão também é chamada de polegar de couteiro. O polegar de couteiro foi originalmente descrito em 1955, em 24 couteiros escoceses que experimentaram a frouxidão do LCU depois do sacrifício repetitivo de caças pequenas (p. ex., coelhos e galinhas), ao quebrar seus pescoços, entre o polegar e o indicador, contra o chão. Essa lesão pode ser o resultado de um trauma súbito. Os pacientes descrevem um trauma no interior do polegar, sobre o LCU. O trauma pode ter sido um acidente durante o ato de esquiar, um ataque no rúgbi, uma queda sobre o braço estendido ou qualquer outra lesão que abduza o polegar de forma vigorosa. A lesão também pode resultar de abdução ou hiperextensão repetitivas do polegar. Isso pode ser observado em jogadores de hóquei que trancam repetidamente seu polegar no taco.

Apresentação clínica

O paciente costuma apresentar-se com queixas de dor localizada no aspecto medial do polegar. Dependendo do mecanismo da lesão, a dor pode ser aguda, como a observada em eventos traumáticos, ou de início gradual, típica de traumas por repetição. Queixas em relação à perda de força de empunhadura decorrente da dor também são comuns.

Exame físico

Sensibilidade e edema podem estar presentes no aspecto ulnar da articulação MCF. No caso de uma lesão aguda, pode haver equimose.

Se houver suspeita de fratura, as radiografias devem ser obtidas antes do próximo exame. Uma vez que a hipótese de fratura é afastada, o antebraço é colocado entre a pronação e a supinação, em posição neutra. O médico então estabiliza o primeiro metacarpal do paciente com uma mão, aplicando estresse radial gradual sobre o polegar e forçando o LCU (Fig. 4.8). A presença de deslizamento excessivo é indicativa de lesão do LCU. A comparação com o lado assintomático é importante. Se o teste for muito doloroso, pode ser infiltrado um anestésico local.

Estudos diagnósticos

Radiografias podem ser obtidas para a exclusão da hipótese de fratura e/ou lesão por avulsão. Se a cirurgia estiver sendo cogitada, um ultrassom pode ser obtido, porém a ressonância magnética (RM) apresenta maior sensibilidade e especificidade.

Tratamento

Se o ligamento estiver frouxo, mas não rompido, o tratamento conservador com imobilização pode ser empregado. A imo-

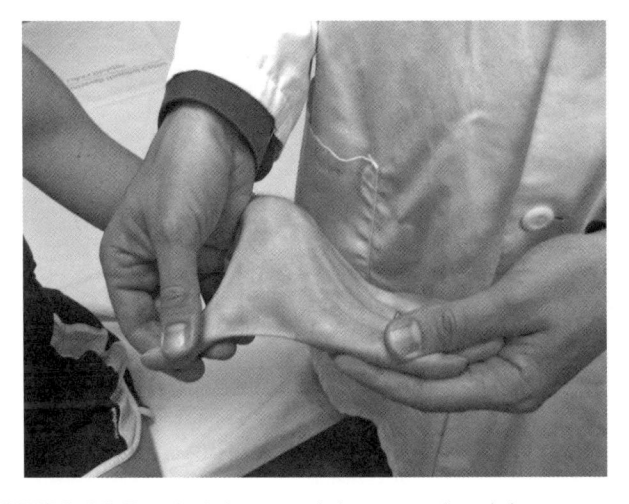

FIGURA 4.8 Teste do deslizamento do ligamento colateral ulnar.

bilização pode durar de 3 a 6 semanas, dependendo da lesão e da velocidade de recuperação, sendo seguida pelo uso de um imobilizador de polegar por 2 a 4 semanas adicionais e por terapia de reabilitação. Se uma ruptura completa estiver presente, será chamada de lesão de Stener. Nesse caso, é necessário o reparo cirúrgico; do contrário, a MCF pode não recuperar mais a estabilidade completa.

DEDO EM GATILHO

O dedo em gatilho, também chamado de tenossinovite estenosante, é causado pelo espessamento do tendão flexor ou da primeira polia anular. Conforme desliza de um lado para outro durante a flexão, o tendão se move por meio de uma série de polias. Quando o tendão ou a polia estão inflamados, eles se tornam espessos. O tendão então é preso à polia, e o dedo é trancado. Quando forçado pela polia, o tendão desliza sem dificuldade; por isso, o dedo "engatilha". Este é aprisionado e, depois, liberado, deslizando sem dificuldade ao longo do que resta de sua amplitude de movimento. O dedo em gatilho pode estar associado ao diabete ou à artrite reumatoide, mas, em geral, é idiopático, com ocorrência mais frequente em pacientes com mais de 40 anos.

Apresentação clínica

Os pacientes relatam que seu dedo "tranca", "fica bloqueado", "fica preso" ou "engatilha". A dor associada ao engatilhamento pode ou não estar presente. Quando está presente, costuma ocorrer sobre a articulação interfalângica proximal (IFP) ou sobre a articulação metacarpofalângica (MCF). Qualquer dedo ou vários dedos podem ser afligidos. Por vezes, os pacientes despertam com o dedo "bloqueado", devendo destrancá-lo lentamente. Pacientes com diabete ou artrite reumatoide são mais propensos ao envolvimento de mais de um dígito.

Exame físico

No exame, o dedo envolvido é fixado em uma posição flexionada. O paciente então força o dedo em extensão ou usa os demais a fim de auxiliar o envolvido a destrancar-se. Conforme destranca, o dedo "engatilha", movendo-se em decorrência da restrição. Isso pode ou não gerar dor.

Na prega palmar distal, sobrejacente à articulação MCF, um nódulo doloroso costuma ser palpável. Por vezes, o nódulo pode ser palpado mais distalmente sobre a IFP.

Estudos diagnósticos

Nenhum exame costuma ser necessário.

Tratamento

A base do tratamento é uma infiltração na bainha do tendão ou no nódulo palpável, no local de sensibilidade máxima (Fig. 4.9).

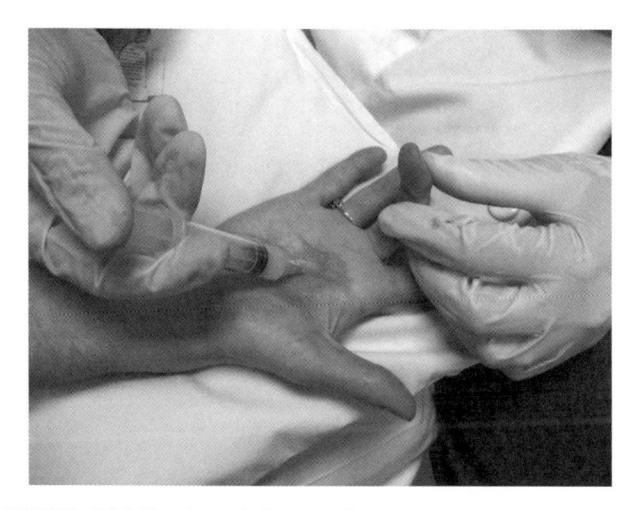

FIGURA 4.9 Infiltração no dedo em gatilho.

> **Infiltração no dedo em gatilho**
>
> Depois da obtenção do consentimento informado do paciente, identifica-se o nódulo causador do gatilho (alguns profissionais infiltram a partir de um ponto de partida distal). Os autores preferem usar agulha número 25 ou 30, 20 mg de acetato de triancinolona e 0,5 mL de lidocaína a 1%. Marca-se o local sobre o nódulo responsável pelo gatilho. Esteriliza-se a área usando três *swabs* com iodo e uma compressa com álcool. Usando a técnica estéril, posiciona-se a agulha em um ângulo de 45° em direção ao nódulo e infiltra-se. O ângulo pode ser tanto a partir da direção proximal como da distal. Os autores preferem a posição proximal, na qual a agulha é angulada distalmente. Sempre se aspira antes da infiltração. Se for encontrado sangue na aspiração, deve-se reposicionar. Não deve haver aspirado na infiltração. Faz-se a reposição e a aspiração novamente. Quando não houver aspirado e o injetado fluir suavemente, deve-se infiltrar. Retira-se o iodo com a compressa de álcool.

Deve-se tomar cuidado para não infiltrar no tendão. O ultrassom pode ser útil para o direcionamento da infiltração, que é muito efetiva para o dedo em gatilho.

Alguns médicos também providenciam uma tala para o dedo envolvido, mantendo-o estendido durante parte do dia e/ou da noite, durante uma semana após a infiltração.

Se os sintomas persistirem, a infiltração pode ser repetida depois de 3 a 4 semanas. Uma terceira aplicação pode ser efetuada se os sintomas forem aliviados, mas apresentarem recidiva tardia. Deve-se ter cautela com a aplicação de muitas infiltrações, pois elas aumentam o risco de ruptura do tendão. O nervo sensorial digital também pode ser lesionado.

Se os sintomas persistirem apesar da(s) infiltração(ões), uma intervenção cirúrgica pode ser indicada.

CISTO GANGLIÔNICO

Os cistos gangliônicos são comuns e podem ocorrer em qualquer articulação ou bainha sinovial. Um cisto gangliônico é, em suma, a quebra da cápsula de uma articulação ou da bainha sinovial do tendão, que resulta em uma saculação que contém fluido sinovial. Os cistos podem ser únicos ou multilobulados. Eles ocorrem, com mais frequência, em mulheres de 20 a 70 anos de idade, localizados nos punhos e nas mãos. Entretanto, podem ocorrer em qualquer idade, tanto em homens como em mulheres. Os cistos ganglionicos são idiopáticos e costumam desaparecer espontaneamente.

Apresentação clínica

Os pacientes costumam apresentar-se com um edema assintomático ou um "caroço" no aspecto dorsal do punho. Se houver dor, ela é em geral "constante", estando associada aos movimentos de punho. Se o gânglio estiver pressionando o nervo mediano ou o nervo ulnar, os sintomas podem irradiar-se para a distribuição do nervo. Outros locais comuns para o cisto incluem a superfície palmar do punho e a bainha do tendão flexor dos dedos. Quando um cisto estiver presente na articulação interfalângica distal (IFD), ele será cisto mucoso.

Exame físico

O gânglio é bastante circunscrito e liso à palpação. A posição mais comum para o gânglio no punho dorsal é sobre a articulação escafossemilunar. Pode haver alguma sensibilidade à palpação. A luz de uma lanterna pode efetuar sua transiluminação. Se a massa não for translúcida, é provável que seja um tumor sólido. A presença de descoloração azulada na massa dá indicações de que a massa é vascular.

Gânglios na superfície palmar do punho podem ser mais difíceis de analisar. Esses gânglios podem estender-se sob a artéria radial e, assim, parecer pulsáteis. Estudos de imagem podem ser necessários para a identificação de massas adicionais.

Estudos diagnósticos

Pode-se obter radiografias para eliminar a hipótese de patologia óssea, porém elas nem sempre são necessárias. Se o diagnóstico for dúbio (como no caso de gânglio palmar no punho), uma RM pode ser indicada. O ultrassom também pode ser útil para esse propósito.

Tratamento

A orientação pode ser a única medida necessária, pois a maioria dos gânglios no punho é assintomática ou apenas um pouco sintomática, resolvendo-se espontaneamente. Se o paciente apresentar sintomas incômodos, como deformidade estética, as opções não-cirúrgicas incluem a aspiração do cisto. Infelizmente, a aspiração resulta em uma taxa de recidiva de cerca de 90%. Quando a aspiração fracassar, a excisão cirúrgica pode ser necessária. Após a cirurgia, as taxas de recidiva são menores do que 10%. A aspiração pode ser feita com orientação por ultrassom, especialmente se o cisto estiver na superfície palmar do punho, onde existe risco de lesão da artéria radial pela aspiração (por essa razão, a cirurgia talvez seja o melhor tratamento inicial para cistos na superfície palmar).

Gânglios na bainha do tendão flexor também podem ser tratados com a aspiração e/ou com a ruptura do cisto, com o emprego de anestésico local. As infiltrações na bainha do tendão flexor, em especial quando o propósito é o rompimento do cisto, devem ser feitas com grande cautela, em função da proximidade ao feixe neurovascular.

Deve haver cautela nas infiltrações de esteroides próximas às estruturas superficiais da mão, em virtude dos riscos de infecção, atrofia da pele e da gordura, e hipopigmentação.

Os cistos presentes na articulação IFD e na unha, ou circundantes a essas estruturas, devem ser tratados cirurgicamente por um médico especialista em mãos, em vista do risco de infecção. Esses cistos costumam coexistir com os nódulos de Heberden (osteófitos da IFD), podendo constituir-se em um fator contribuinte subjacente. Os osteófitos podem ser removidos durante a cirurgia. Ocasionalmente, o cirurgião de mãos pode optar pela aplicação de uma infiltração de anestésico e corticosteroide no cisto, em vez de uma cirurgia, porém isso só deve ser feito por um especialista, em virtude do risco de complicações.

RUPTURA E/OU AVULSÃO DO FLEXOR PROFUNDO DOS DEDOS

O flexor profundo dos dedos (FPD) é responsável pela flexão da IFD. A ruptura costuma ocorrer quando um atleta tenta segurar outro atleta, deixando seu dedo preso à camiseta do oponente (em geral, em esportes como futebol americano, hóquei sobre o gelo, rúgbi, etc.). O quarto dedo é o mais afetado, pois é aquele mais exposto durante a empunhadura. A ruptura também pode resultar de uma erosão gradual do tendão, na artrite reumatoide e em outras condições artríticas inflamatórias.

Apresentação clínica

Os pacientes apresentam-se com dor durante os movimentos do dedo envolvido, bem como uma incapacidade de dobrar a IFD.

Os pacientes podem pensar que a lesão é um "emperramento do dedo" e, por isso, não consultar por vários dias. Em pacientes com erosão gradual do tendão, pode haver queixas de incapacidade de flexionar a IFD, porém não há dor.

Exame físico

Durante o exame, o paciente pode flexionar a IFP, mas não a IFD. Para testar a flexão da IFD, deve-se segurar a IFP em extensão, fazendo com que o paciente flexione a IFD. Sensibilidade e edema podem estar presentes na IFD. Também deve-se testar a sensibilidade, que pode estar comprometida no dedo distal se os nervos digitais estiverem feridos.

Estudos diagnósticos

Radiografias devem ser obtidas a fim de avaliar a avulsão e/ou outra fratura.

Tratamento

O reparo cirúrgico da lesão costuma ser necessário e deve ser realizado em poucos dias após a lesão, se possível. Depois da correção cirúrgica, os pacientes podem beneficiar-se de um período de fisioterapia para fortalecimento dos músculos circundantes e melhora da propriocepção na área lesionada, a fim de prevenir a repetição da lesão.

FRATURA DO ESCAFOIDE

As fraturas do escafoide ocorrem no punho e são particularmente importantes. Isso se dá por três razões. Primeiro, trata-se da fratura carpal mais comum. Segundo, são, com frequência, mal-diagnosticadas no início, sendo consideradas apenas "torções do punho". Terceiro, e mais importante, em decorrência da deficiência de suprimento vascular no escafoide (apenas o terço distal recebe fluxo sanguíneo significativo), falhas no reconhecimento da lesão e no provimento de cuidados apropriados resultam em uma taxa relativamente alta de pseudoartrose e osteonecrose.

Apresentação clínica

Os pacientes em geral relatam que a queda sobre uma das mãos estendida precipitou os sintomas, que incluem dor e, com frequência, edema sobre o dorso e sobre o lado radial do punho. O movimento do punho em geral exacerba a dor.

Exame físico

O achado fundamental do exame físico da fratura do escafoide é a dor sobre a tabaqueira anatômica. Nem todos os pacientes com dor na tabaqueira anatômica apresentam fratura no escafoide (muitos apenas apresentam lesão ligamentar); entretanto, diversos médicos acreditam que a dor nessa área deva ser tratada como uma fratura de escafoide até que o contrário seja provado por meio de estudo de imagens.

Estudos diagnósticos

Radiografias devem ser obtidas; entretanto, se as primeiras forem negativas e, mesmo assim, a suspeita clínica estiver presente, o paciente deve ser tratado como se apresentasse uma fratura de escafoide, pois, no início, a fratura pode não estar radiograficamente evidente. As radiografias devem ser repetidas em duas semanas, e, se ainda forem negativas, uma RM ou uma cintilografia óssea podem ser obtidas. Se o paciente precisar de um diagnóstico definitivo imediato (em virtude da necessidade de retornar a atividades esportivas ou outras atividades), uma cintilografia óssea pode ser efetuada 24 horas após a lesão para a avaliação definitiva (embora esse exame não ofereça 100% de sensibilidade). A tomografia computadorizada pode ser uma boa alternativa, sendo obtida 10 dias após a lesão.

Tratamento

Se a sensibilidade da tabaqueira estiver presente e for significativa, o paciente deve ser tratado como se apresentasse uma fratura de escafoide, não importando o resultado radiográfico inicial. O encaminhamento para um especialista de mãos é apropriado. O polegar do paciente deve ser imobilizado (o uso de uma tala que inclua o polegar é uma das opções), repetindo-se as radiografias ou agendando-se uma RM. Existem discussões acerca do tratamento ideal para as fraturas não-deslocadas, incluindo a medida do braço que deve ser imobilizada. As indicações cirúrgicas também são algo controversas. No mínimo, as fraturas do escafoide requerem acompanhamento cuidadoso do cirurgião de mãos, monitorando-se o progresso por cuidados não-cirúrgicos e/ou discutindo-se opções cirúrgicas.

ENTORSE DE PUNHO

A entorse de punho é uma lesão relativamente comum depois de quedas sobre uma das mãos estendida. Muitos ligamentos do punho podem ser estirados. Uma entorse pode ocorrer no lado radial (p. ex., no ligamento escafossemilunar) ou no lado ulnar (p. ex., uma lesão complexa da fibrocartilagem triangular). O diagnóstico é, inicialmente, de exclusão, a menos que instabilidade seja observada. Isso ocorre porque o afastamento de outras patologias, como fraturas, é mais importante.

Apresentação clínica

Os pacientes apresentam-se com dor no punho após terem sofrido uma queda ou outro trauma no punho. O movimento deste pode exacerbar os sintomas. Um exame neurovascular completo, bem como um teste de força e sensibilidade sempre devem ser executados. Se houver dor sobre a tabaqueira, deve-se suspeitar de uma fratura de escafoide (ver seção sobre "Fratura do escafoide").

Exame físico

A área envolvida encontra-se sensível. Por vezes, edema e/ou equimose estão presentes. A amplitude de movimento pode ser limitada pela dor. A dor com teste muscular manual contra resistência também revela a gravidade da entorse.

A palpação dos ossos do carpo, em especial sobre a tabaqueira anatômica, deve ser executada para determinar a presença de uma possível fratura.

Estudos diagnósticos

As radiografias são obtidas para o afastamento da hipótese de fratura (p. ex., fratura do rádio distal). Se houver suspeita de lesão específica, como uma fratura do escafoide, imagens adicionais podem ser necessárias.

Tratamento

Proteção, restrição de atividade, gelo, compressão e elevação constituem a terapia de primeira linha. Se os sintomas forem significativos, uma tala de punho, com velcro ou gessado de plástico, pode ser útil até que os sintomas melhorem. Se uma entorse de terceiro grau estiver presente, o paciente pode apresentar instabilidade do punho, nesse caso, um cirurgião de mãos deve ser consultado.

SÍNDROME DA INTERSEÇÃO

A síndrome da interseção é uma tenossinovite no segundo túnel dorsal do punho, o qual é constituído pelo extensor longo radial do carpo (ELRC) e extensor curto radial do carpo (ECRC). Essa síndrome é bem menos comum do que a doença de De Quervain, sendo, com frequência, confundida com ela. Essa condição é chamada de "síndrome da interseção", porque o local da patologia encontra-se na interseção entre o primeiro e o segundo compartimentos dorsais do punho. Por isso, a doença de De Quervain e a síndrome da interseção podem coexistir.

Apresentação clínica

Os pacientes queixam-se de dor cerca de 5 a 7,5 cm proximal à prega do punho no lado radial. A dor pode ser exacerbada pelos movimentos do punho. Com frequência, os pacientes relatam o início de uma nova atividade, que exige movimentos repetitivos do punho, em particular flexão e extensão deste. Essas atividades podem ser varrer, jardinar ou praticar esportes com raquete. O teste de Finkelstein pode ser positivo.

Estudos diagnósticos

Nenhum exame costuma ser indicado.

Tratamento

O tratamento é similar ao da doença de De Quervain. O tratamento inicial consiste em modificação de atividades e uso de gelo, caso os sintomas sejam muito leves.

Se os sintomas forem mais significativos, recorre-se à imobilização. O paciente pode utilizar uma tala removível de punho, com 20° de extensão. Uma tala que inclua o polegar (especialmente se a doença de De Quervain estiver presente) pode ser usada.

Algumas sessões de terapia ocupacional, focalizada no fortalecimento e no alongamento do tendão, devem ser realizadas se o paciente puder tolerá-las.

A infiltração de corticosteroide pode ser muito efetiva, ajudando a acelerar a recuperação.

Os cuidados conservadores costumam ser bastante efetivos. Caso isso não ocorra (o que é raro), a descompressão cirúrgica pode ser realizada.

ENTORSE DO DEDO

A entorse do dedo é uma lesão relativamente comum, ocorrendo nos ligamentos capsulares colaterais e/ou volares.

Apresentação clínica

Os pacientes costumam relatar ter "trancado" o dedo e, por isso, sentir dor. Por vezes, notam a presença de um edema.

Exame físico

Observa-se sensibilidade no ligamento implicado. Se o ligamento ulnar da MCF estiver envolvido, o paciente deve ser avaliado para a possibilidade de polegar de esquiador (ver seção sobre polegar de esquiador para mais detalhes).

Se o dedo estiver deformado ou se houver suspeita de fratura por qualquer razão, as radiografias devem ser solicitadas para afastamento da hipótese de fratura antes da realização de qualquer teste com estresse nos dedos. A integridade do ligamento pode ser avaliada pela pressão suave, para que se observe a existência de qualquer instabilidade. Se ocorrer aumento da angulação em um dedo, em comparação a sua contrapartida assintomática do outro lado, pode haver uma entorse de terceiro grau (ruptura completa).

Estudos diagnósticos

Radiografias devem ser obtidas para afastamento da hipótese de fratura.

Tratamento

Se o ligamento ulnar da articulação MCF estiver envolvido, leia a seção "Polegar de esquiador" para as diretrizes de diagnóstico e de tratamento.

Se houver uma entorse de primeiro ou segundo grau, sem fratura ou instabilidade concomitante, os cuidados não-cirúrgicos serão muito efetivos. As orientações de proteção, restrição de atividade, gelo, compressão e elevação devem ser usadas. A imobilização do dedo lesionado, compreendendo o dedo adjacente (espica), pode ser empregada. O tempo médio de cicatrização é de cerca de 2 a 6 semanas para entorses de primeiro grau e de 8 a 14 semanas para entorses de segundo grau.

Se houver uma entorse de terceiro grau ou se existir instabilidade, o paciente pode necessitar de estabilização cirúrgica.

SÍNDROME DO CANAL DE GUYON (COMPRESSÃO ULNAR NO PUNHO)

O canal de Guyon é um túnel no punho por onde passa o nervo ulnar. O canal de Guyon é formado pelos ossos pisiforme e hamato e por seu ligamento de conexão. As causas dessa condição são a existência de uma lesão que ocupe espaço (p. ex., lipoma, gânglio, osteófito) ou de trauma repetitivo (p. ex., empunhadura forçada repetitiva, uso de martelo, ciclismo).

Apresentação clínica

Os pacientes têm dormência e formigamento (ou "agulhadas") no quinto dedo e no lado ulnar do quarto dedo. Às vezes, os sintomas são piores pela manhã, sendo exacerbados por trauma repetitivo (p. ex., ciclismo continuado, uso de martelo, etc.). Alguns pacientes queixam-se de "fraqueza" ou "falta de jeito" na mão. Isso pode ocorrer devido à diminuição da sensibilidade. Em certos casos, as fibras sensoriais são poupadas e apenas as fibras motoras estão implicadas. Nesses casos, apenas a fraqueza estará presente.

Exame físico

Os pacientes podem apresentar sinal de Tinel positivo sobre o túnel. A sensibilidade pode estar diminuída sobre o aspecto palmar do quinto dedo e no lado ulnar do quarto dedo. O aspecto dorsal do quarto e do quinto dedos deve estar normal, pois o ramo sensorial para essa área ramifica-se antes do canal.

A fraqueza pode ser observada pela abdução do dedo. Em casos avançados, pode-se observar a atrofia da eminência hipotenar.

Estudos diagnósticos

Os exames de EMG/VCN são muito úteis para a confirmação do diagnóstico e para a exclusão de outro envolvimento nervoso ou local de compressão no nervo ulnar (p. ex., síndrome do túnel ulnar).

Tratamento

Se um trauma repetitivo (p. ex., uso de martelo, trabalho com o punho curvado para baixo) for a causa dos sintomas, a modificação de atividades com terapia ocupacional ou fisioterapia, para trabalho da biomecânica do corpo e da ergonomia, é o tratamento de escolha.

Se uma lesão que ocupe espaço for a causa da síndrome, o tratamento para descompressão do nervo será cirúrgico.

DOENÇA DE DUPUYTREN (DOENÇA DO VIKING)

A doença de Dupuytren é o espessamento e a contratura anormais da fáscia palmar, dentro da mão, sendo possivelmente resultado de uma contratura em flexão fixa das articulações MCF e IFP. A doença é mais comum em homens com mais de 40 anos, com ascendência do norte da Europa. O quarto e o quinto dedos são os que mais costumam estar implicados.

Apresentação clínica

Os pacientes apresentam-se com história de perda progressiva da habilidade de estender a MCF e a IFP do dedo afetado. Qualquer dedo pode ser implicado, mas o envolvimento do quarto dedo é mais comum. Os pacientes podem lembrar da existência de um nódulo em sua prega palmar distal, inicialmente doloroso, o qual endureceu e foi resolvido. Em alguns pacientes, o nódulo persiste e, raramente, continua a ser doloroso. Se a doença estiver mais avançada, o paciente pode relatar dificuldade com atividades da vida diária, como a colocação de luvas.

Exame físico

Os achados típicos do exame físico incluem a existência de um nódulo no aspecto distal da palma, o qual não é sensível à palpação (a menos que a doença esteja no início). O espessamento pode estender-se ao longo da bainha do tendão, para dentro da IFP. As extensões ativa e passiva são limitadas na MCF e, às vezes, na IFP. Considerando a amplitude de movimento disponível, a força encontra-se dentro dos limites normais. A sensibilidade permanece intacta.

Estudos diagnósticos

Nenhum exame costuma ser solicitado.

Tratamento

Um paciente com doença leve pode ser inicialmente tratado de modo conservador, com talas noturnas e terapia ocupacional. Alguns médicos defendem o uso da infiltração intralesional de corticosteroides durante os estágios iniciais da doença.

A intervenção cirúrgica deve ser realizada em pacientes que apresentam incapacidade funcional significativa ocasionada pela doença, mais de 30° de contratura de flexão da MCF ou qualquer deformidade de flexão da IFP. A cirurgia costuma envolver a fasciectomia. O adiamento longo da cirurgia pode resultar em mais perdas permanentes da extensão.

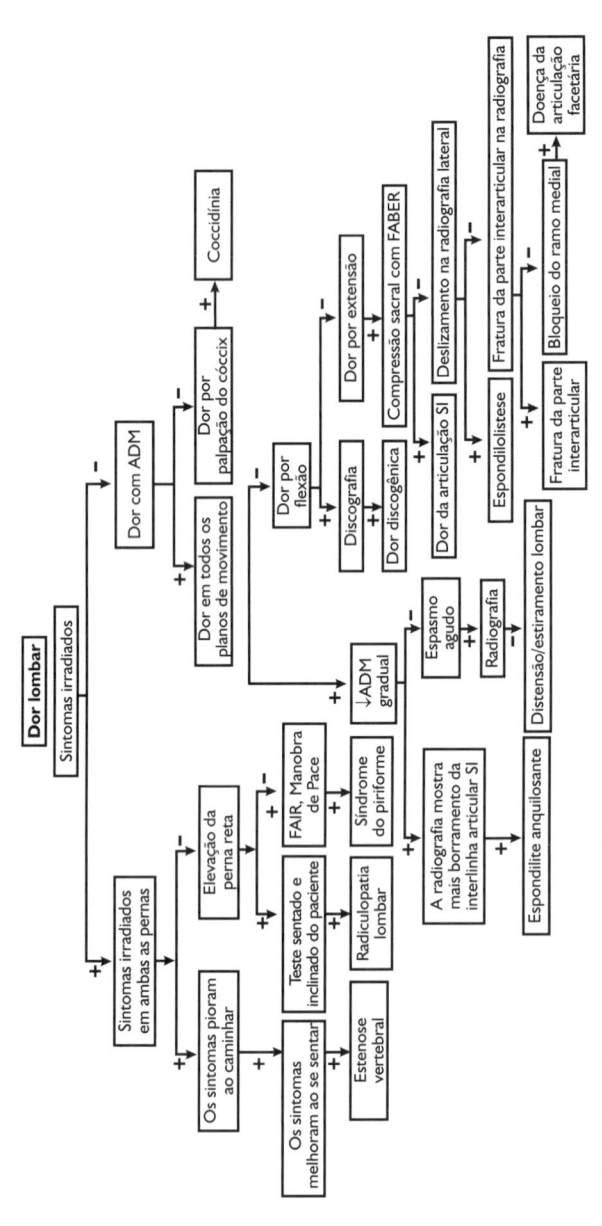

```
Dor lombar
├── Sintomas irradiados
│   ├── (+) Sintomas irradiados em ambas as pernas
│   │   ├── (+) Os sintomas pioram ao caminhar
│   │   │   └── (+) Os sintomas melhoram ao se sentar → Estenose vertebral
│   │   └── (+) Teste sentado e inclinado do paciente
│   │       ├── (+) Radiculopatia lombar
│   │       └── Elevação da perna reta
│   │           ├── (+) FAIR, Manobra de Pace
│   │           │   └── (+/-) Síndrome do piriforme
│   │           └── A radiografia mostra mais borramento da interlinha articular SI
│   │               ├── (+) Espondilite anquilosante
│   │               └── (+) ↓ADM gradual
│   │                   ├── Distensão/estiramento lombar
│   │                   └── Espasmo agudo
│   │                       └── (+/-) Radiografia
│   └── (-) Dor com ADM
│       ├── Dor por palpação do cóccix
│       │   └── (+) Coccidínia
│       └── (+) Dor em todos os planos de movimento
│           ├── Dor por flexão
│           │   ├── (+) Discografia
│           │   │   └── (+) Dor discogênica
│           │   └── Dor por extensão
│           │       └── (+/-) Compressão sacral com FABER
│           │           ├── (+) Dor da articulação SI
│           │           │   └── Espondilolistese
│           │           │       ├── (+) Fratura da parte interarticular
│           │           │       └── Bloqueio do ramo medial
│           │           │           └── (+) Doença da articulação facetária
│           │           └── Deslizamento na radiografia lateral
│           │               └── Fratura da parte interarticular na radiografia
```

FABER, flexão, abdução, rotação externa; FAIR, flexão, adução, rotação interna; ADM, amplitude de movimento; SI, sacroilíaco(a).

5

Dor lombar e dor irradiada para a perna

> **Sinais e sintomas de alerta**
>
> *Quaisquer destes sinais e sintomas requerem avaliação urgente e intervenção apropriada:*
>
> Febre
> Calafrios
> Perda de peso involuntária recente
> Sintomas neurológicos progressivos
> Mudança nas funções intestinal ou vesical
> Trauma significativo com precipitação de sintomas

DISTENSÃO/ENTORSE LOMBAR

Do mesmo modo que o mastro de um veleiro depende de cordames de suporte, a coluna vertebral depende de músculos de suporte e ligamentos para manter sua estabilidade. Todos esses músculos e ligamentos podem ser distendidos (músculos) e estirados (ligamentos). Quando os músculos estão desequilibrados, fracos ou encurtados, podem conferir uma biomecânica anormal à coluna, resultando em uma lesão aguda.

A distensão/entorse lombar é, provavelmente, a lesão mais comum nessa região do corpo. Cerca de 90% da população, em algum momento da vida, terá dor lombar, e, em mais de 90% dos casos, esta se resolverá sem intervenção médica. A maioria dos casos são atribuídos à distensão e/ou ao estiramento, mas não é possível afirmar isso com precisão. Quando uma pessoa sofre uma dor lombar aguda, essa dor pode estar relacionada ao disco. Ou seja, a dor pode ser ocasionada por fatores diferentes de distensão/estiramento. Diagnósticos agressivos no período agudo nem sempre são indicados, pois o problema geralmente se soluciona sem intervenção médica.

Apresentação clínica

Os pacientes costumam recordar-se de um evento desencadeador da dor, no qual se torceram ou estiraram para erguer uma carga pesada, o que logo precipitou dor na porção inferior das costas. Algumas vezes, a dor cessa, piorando à noite e pela manhã. Outras vezes, não existe um evento desencadeador, e o paciente simplesmente acorda pela manhã descrevendo dor lombar. Esta em geral é moderada, mas pode tornar-se intensa. A maioria dos pacientes espera alguns dias ou mais antes de procurar o médico. A dor não se irradia, nem está associada a dormência, formigamento ou fraqueza. Algumas vezes, a dor é referida nas nádegas. Quando isso acontece, ela apresenta um padrão vago e contínuo. Os pacientes também podem relatar rigidez lombar. A dor pode ser unilateral ou bilateral. Se ela durar mais de 2 a 3 semanas, é improvável que seja uma simples distensão/estiramento.

Exame físico

Durante o exame, o paciente pode apresentar rigidez lombar e estar hesitante em relação aos movimentos que envolvem a flexão e/ou a extensão do tronco. A lordose lombar costuma ser perdida em decorrência do espasmo muscular. A sensibilidade dolorosa é produzida sobre a área envolvida. O músculo encontra-se tenso e, por vezes, um ponto-gatilho pode ser palpado. Os pontos-gatilho distinguem-se dos pontos dolorosos, por criarem um padrão de dor referida à palpação (os pontos dolorosos doem apenas no local exato da palpação).

Neurologicamente, o paciente está intacto. A amplitude de movimento também está intacta, mas, com frequência, os isquiotibiais e os flexores do quadril encontram-se tensos.

Estudos diagnósticos

A menos que algum dos sinais de alerta esteja presente, ou se observe sensibilidade em uma proeminência óssea, os estudos de imagem não costumam ser solicitados durante o período agudo (em 2 a 3 semanas a partir do início dos sintomas). Após esse período, deve-se investigar uma causa alternativa de dor.

Tratamento

Saber que a dor possivelmente irá embora em pouco tempo é uma parte importante do tratamento inicial. Gelo e AINEs podem auxiliar durante o período agudo. Além disso, o paciente deve ser orientado sobre suas costas e sobre que atitudes podem ser tomadas para sua proteção no futuro. Um episódio anterior de dor lombar indica a possibilidade de uma dor lombar futura. Desequilíbrios musculares devem ser avaliados e abordados. Algumas sessões de fisioterapia são benéficas para os pacientes, pois podem acelerar a recuperação por meio do ensino de um programa de exercícios domiciliares (PED). O PED é composto por estabilização lombar, alongamento e fortalecimento. É importante que os pacientes incorporem esse programa à sua rotina diária, a fim de auxiliar na prevenção de recidivas.

Os médicos costumavam recomendar repouso absoluto no leito para pacientes com dor lombar. Hoje em dia, esse não é mais o padrão de cuidados. Os pacientes não devem realizar atividades que exacerbem a dor. Entretanto, a manutenção da flexibilidade e da atividade é fundamental para a nutrição das estruturas das costas a fim de que haja uma recuperação mais rápida, com prevenção da rigidez e de deterioração adicional.

RADICULITE/RADICULOPATIA LOMBOSSACRA

Embora não seja tão frequente quanto a dor lombar, a radiculite lombossacra é um problema relativamente comum, afetando mais ou menos 1% da população. A radiculite é caracterizada pela inflamação da raiz nervosa ou pela compressão do gânglio da raiz dorsal. Os sintomas incluem dor do tipo choque elétrico *irradiada*, a partir da região lombar e/ou da nádega, para a extremidade inferior. Em geral, os pacientes conseguem localizar com os dedos a distribuição de sua dor. Isso se opõe a outros padrões de dor irradiada, nos quais a dor pode ser difusa, vagamente localizada e constante. Os sintomas costumam seguir uma distribuição esclerotômica característica ao longo da raiz nervosa (Fig. 5.1).

A radiculopatia lombossacra é caracterizada por *perda*: perda da força, perda da sensibilidade e/ou perda de reflexos dentro da distribuição da(s) raiz(es) nervosa(s) envolvida(s). Pelo fato de a radiculopatia e a radiculite lombossacra geralmente coexistirem, sendo tratadas da mesma forma, essas condições costumam ser consideradas como um distúrbio único.

Observe que, no caso raro em que os sintomas neurológicos de uma radiculopatia lombossacra se tornam intensos e progressivos, ou no caso de os pacientes apresentarem uma alteração súbita nos hábitos intestinais ou vesicais (como perda de continência), os cuidados de emergência são necessários e o paciente deve saber como se dirigir à unidade de emergência. Pode ocorrer a síndrome da cauda equina, na qual esta encontra-se comprimida, constituindo uma emergência cirúrgica.

Apresentação clínica

Os pacientes apresentam-se com dor lombar contínua e em choque elétrico, a qual se irradia para a extremidade inferior,

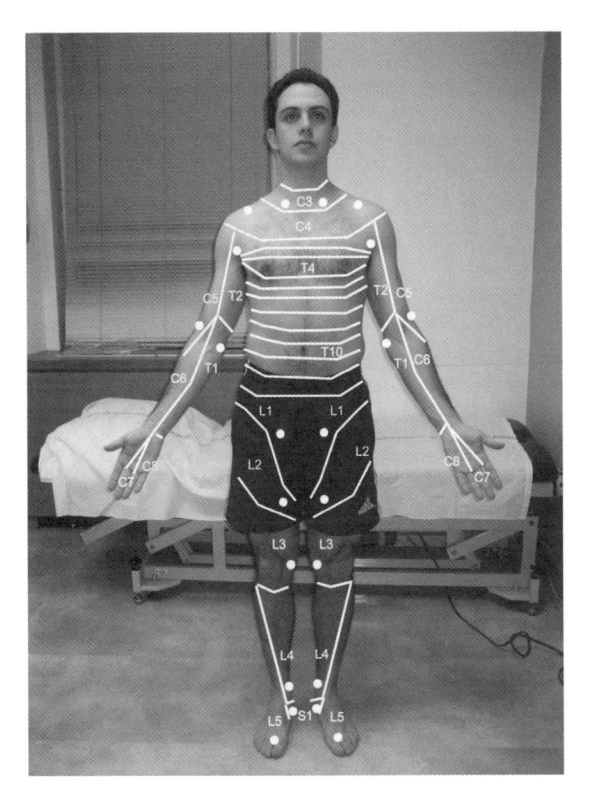

FIGURA 5.1 Sintomas radiculares lombossacrais. Os pacientes em geral localizam com seus dedos a distribuição da dor. Isso se opõe a outros padrões de dor irradiada, nos quais a dor pode ser difusa, vagamente localizada e constante. Os sintomas costumam seguir uma distribuição esclerotômica característica ao longo da raiz nervosa.

em uma distribuição característica. Algumas vezes, queixam-se de fraqueza leve (Tab. 5.1) e/ou dormência na extremidade inferior. A dor pode ter surgido de forma aguda ou ter-se desenvolvido de forma gradual. Pode ser exacerbada pela inclinação para a frente (quando um disco protruso é implicado como causa) ou por extensão (quando a hipertrofia da faceta é a causa mais provável). As dores elétricas costumam ser intermitentes, piorando em decorrência de determinados movimentos.

TABELA 5.1
Distribuição lombossacra dos sinais e sintomas

Nível da raiz	Principais movimentos musculares envolvidos	Reflexos envolvidos	Diminuição da sensibilidade
L2	Flexão do quadril	Nenhum	Coxa anterior e medial
L3	Flexão do quadril, extensão do joelho	Tendão patelar	Côndilo femoral e medial
L4	Extensão do joelho, dorsiflexão do tornozelo	Tendão patelar	Maléolo medial
L5	Extensor longo do hálux (ELH), extensão, abdução do quadril	Isquiotibial	ELH
S1	Dorsiflexão e inversão de tornozelo	Tendão do calcâneo	Calcanhar lateral e posterior

Exame físico

Os sintomas podem aumentar com a flexão ou a extensão lombar. A elevação da perna (Fig. 5.2) costuma ser positiva. Nesse teste, o paciente fica na posição supina e o médico eleva lentamente sua perna, com o joelho estendido. A reprodução dos sintomas radiculares (com exceção da tensão dos isquiotibiais ou da dor lombar constante) representa um teste positivo. A extensão passiva do tornozelo, enquanto a perna é elevada, pode exacerbar os sintomas, apresentando uma grande indicação de que a dor é de origem radicular.

Um teste alternativo, em que o paciente permanece sentado (Fig. 5.3), também costuma ser positivo. Nesse teste, o paciente posiciona-se sentado, e é orientado a reclinar o queixo no tórax, "afundando para a frente". O examinador então estende a perna e o pé do paciente passivamente, impondo uma tensão similar à da elevação da perna. A reprodução dos sintomas constitui um teste positivo.

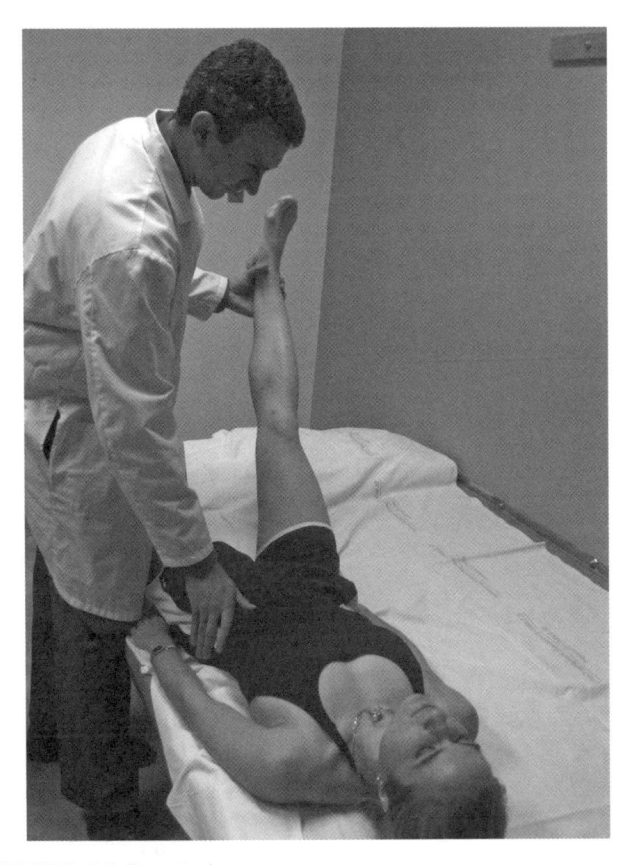

FIGURA 5.2 Elevação da perna reta.

Os pacientes podem apresentar dormência e/ou fraqueza ao longo da(s) raiz(es) nervosa(s) implicada(s).

Os reflexos podem estar atenuados (Tab. 5.1).

Se uma radiculopatia de L5 estiver presente e o paciente apresentar fraqueza no glúteo médio, ele pode ter um teste de Trendelenburg positivo. Nesse teste, o paciente posiciona-se de pé sobre um dos membros inferiores. Se o glúteo médio estiver fraco, o paciente oscilará para o lado sobre o qual está apoiado (Fig. 5.4A e B).

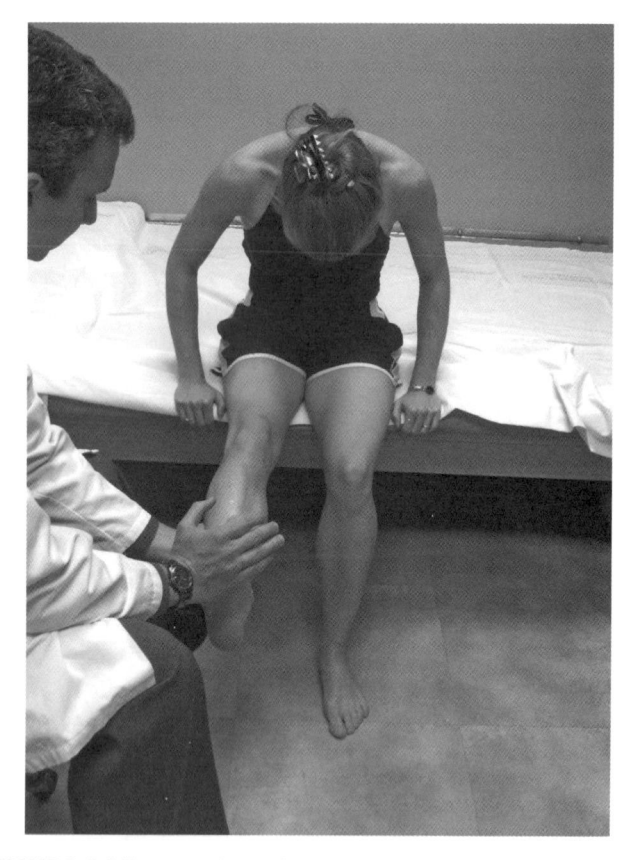

FIGURA 5.3 Teste sentado e inclinado.

Estudos diagnósticos

Radiografias podem revelar artropatia de facetas, estreitamento do espaço discal ou outras alterações degenerativas.

Se os sintomas forem intensos, constantes crônicos e/ou se infiltrações epidurais estiverem sendo cogitadas, a ressonância magnética (RM) deve ser realizada (Fig. 5.5). A

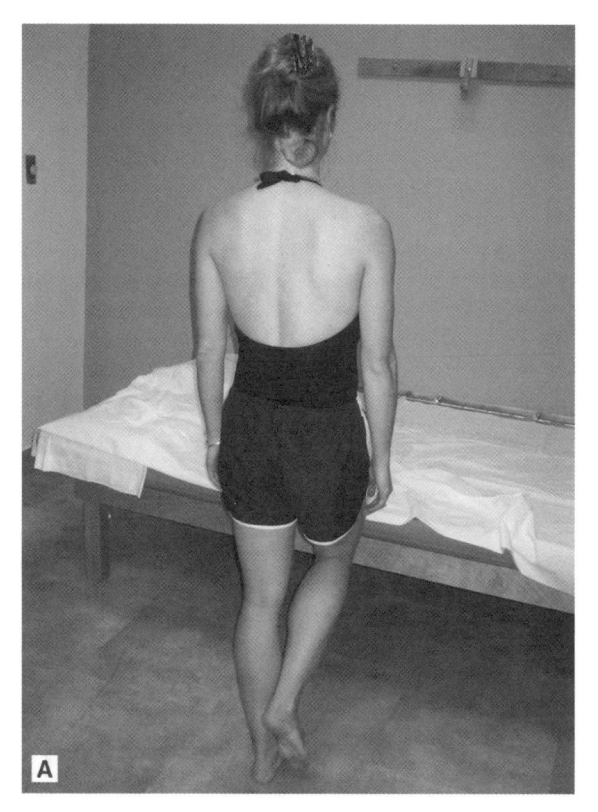

FIGURA 5.4 (A) Teste de Trendelenburg negativo.

RM auxilia na demarcação do local de envolvimento da raiz nervosa; possibilitando o afastamento da suspeita de outras patologias e guiando o local da infiltração.

Tratamento

A base do tratamento é a fisioterapia focalizada em estabilização lombar, aumento da flexibilidade e força dos isquiotibiais

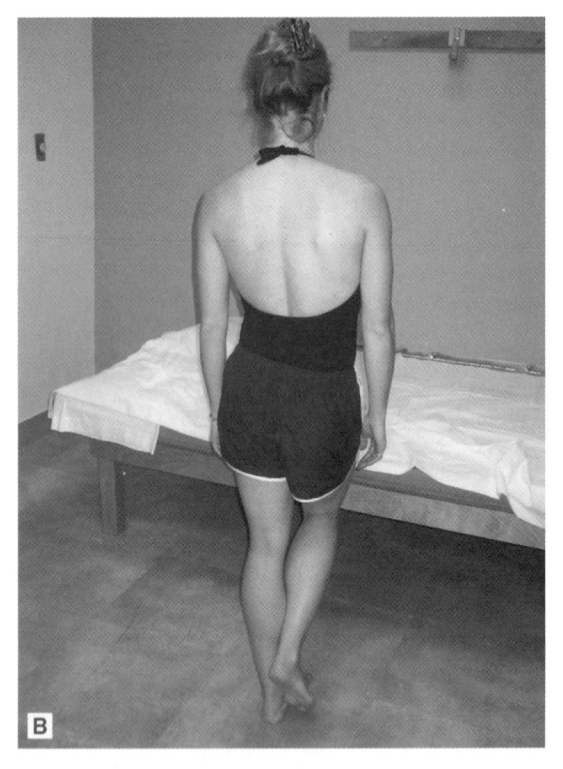

FIGURA 5.4 (CONTINUAÇÃO) (B) Teste de Trendelenburg positivo.

e dos flexores do quadril, bem como melhora da biomecânica postural.

Fármacos anti-inflamatórios não-esteroides (AINEs), analgésicos e relaxantes musculares podem ser úteis dependendo da intensidade dos sintomas. Medicamentos estabilizadores do humor, como gabapentina e pregabalina, também podem ser úteis para a diminuição dos sintomas.

Quando as medidas conservadoras não forem suficientes ou quando o paciente não for capaz de efetuar a fisioterapia por causa de dor intensa, os esteroides podem ser emprega-

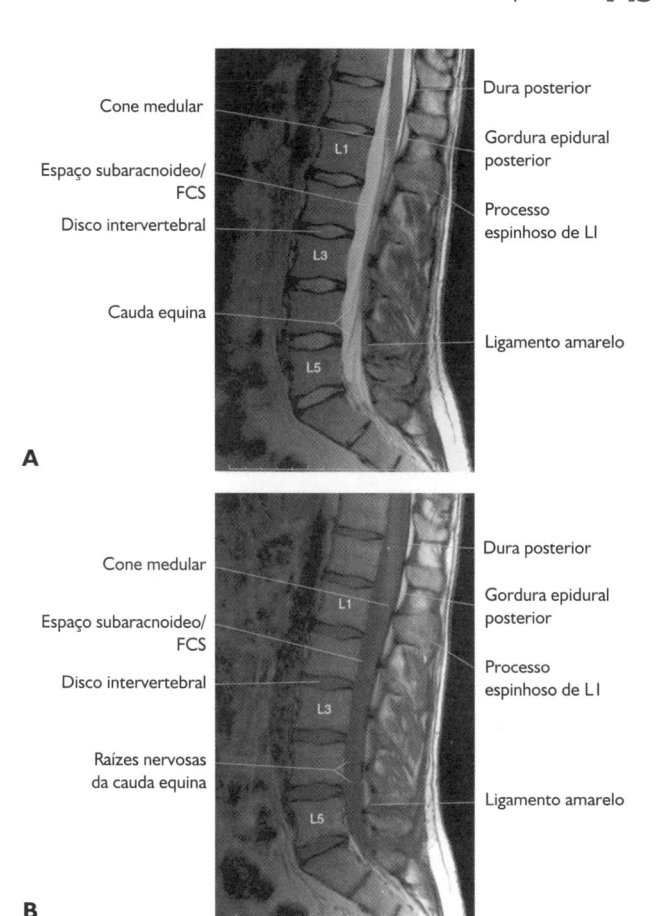

FIGURA 5.5 Ressonância magnética sagital da coluna lombar. (Reproduzida, com permissão, de Berquist T. *MRI of the Musculoskeletal System*. 5th ed. Philadelphia, Pa: Lippincott Williams & Wilkins, 2005.)

dos para a diminuição da inflamação. Alguns médicos prescrevem esteroides orais em doses decrescentes. Estes podem ser efetivos, porém não são especificamente direcionados ao local da inflamação, apresentando grandes efeitos colaterais sistêmicos.

A infiltração epidural de esteroide fluoroscopicamente guiada pode ser muito efetiva. Essa infiltração pode ser efetuada por via transforaminal, interlaminar ou caudal, dependendo das raízes nervosas envolvidas. Na maioria dos casos, a via transforaminal é a preferida.

Se a RM revelar proeminência discal contida ou protrusão que esteja causando os sintomas, e se a infiltração epidural de esteroides e a fisioterapia não tratarem os sintomas de forma adequada, a microdiscectomia percutânea ou a nucleoplastia podem ser apropriadas. Esse procedimento serve basicamente para diminuir o tamanho ou para "encolher" o disco, removendo a pressão da raiz nervosa.

Sintomas persistentes e debilitantes, apesar de cuidados não-cirúrgicos agressivos, são indicativos da necessidade de uma avaliação cirúrgica.

As opções cirúrgicas incluem discectomia e discectomia com fusão.

Se o paciente tiver sintomas neurológicos progressivos e/ou alterações intestinais ou vesicais, deve-se ter uma forte suspeita de síndrome da cauda equina, que é uma emergência cirúrgica.

DOR LOMBAR DISCOGÊNICA

Talvez nenhum outro diagnóstico comum cause tantas controvérsias e discussões como a lombalgia discogênica. As controvérsias são desnecessárias. A confusão origina-se na comparação entre a dor lombar discogênica e a herniação discal. Assim como nas colunas cervical e torácica, na lombar o disco pode ser comparado a uma rosquinha recheada. Existe uma geleia interna (o núcleo pulposo) e uma crosta exterior (o ânulo fibroso). Não existem fibras nervosas no núcleo pulposo. As fibras nervosas, que são capazes de transmitir sinais dolorosos, estão localizadas no terço exterior (às vezes dois terços) do ânulo fibroso. Quando esses nervos são irritados por estimulação mecânica ou química, o disco torna-se uma fonte de dor lombar.

Para que as fibras nervosas anulares sejam irritadas, deve existir uma ruptura no ânulo fibroso, estendendo-se ao núcleo pulposo. Essa ruptura permite que mediadores inflamatórios, como o fator alfa de necrose tumoral e as interleucinas, os quais se encontram dentro do núcleo pulposo, vazem, irritando as fibras nervosas anulares. Desse modo, quando se impõe pressão ao disco, é provável que as fibras nervosas irritadas, banhadas em mediadores químicos inflamatórios, causem dor.

A dor lombar discogênica é a principal causa de dor lombar crônica (com duração de mais de três meses). Essa condição é relativamente mais comum em indivíduos jovens (cerca de 40% dos casos), mas ainda é uma condição importante em indivíduos com idade avançada (30 a 40% dos casos).

Apresentação clínica

Os pacientes podem recordar-se de uma lesão aguda que desencadeou a dor, como ao abrir uma janela, ao elevar uma carga muito pesada com as pernas ou ao encurvar-se para pegar um jornal. O evento causador costuma envolver a flexão do tronco. Algumas vezes, a dor ocorre de forma mais gradual e nenhum evento causador é observado.

Os pacientes apresentam-se com dor lombar axial, a qual pode irradiar-se para as nádegas ou até o joelho. A dor costuma piorar quando o paciente permanece muito tempo sentado e com o encurvamento. Isso ocorre porque a flexão aumenta a carga sobre o disco. Os pacientes em geral relatam o aumento da dor pela manhã (os estudos indicam que, por causa da gravidade e de fatores hormonais, existe aumento de pressão sobre os discos pela manhã). A dor costuma ser incômoda e constante, embora possa ser cortante. Sua irradiação para a perna, a dormência e a fraqueza não são características dessa condição.

Exame físico

A dor pode ser exacerbada com a flexão do tronco, por isso, os pacientes podem estar hesitantes para se curvar. O paciente encontra-se neurologicamente intacto. Os isquiotibiais e os flexores do quadril costumam estar tensos. Exceto esse fato, o exame geralmente é normal.

Estudos diagnósticos

As radiografias podem revelar alterações degenerativas na coluna, bem como diminuição evidente da altura discal no nível envolvido. A RM é o exame de imagem mais útil. A decisão por sua realização baseia-se na agressividade do tratamento esperada pelo médico e pelo paciente. A RM pode revelar diminuição da altura discal no nível envolvido. As imagens em T2 da RM (que são realçadas pela inflamação) também podem revelar uma zona de alta intensidade (ZAI) no ânulo discal. Entretanto, as zonas anulares de alta intensidade não são diagnósticas. Na verdade, é importante ter em mente que nenhum estudo de imagem é capaz de diagnosticar a dor lombar discogênica. O padrão-ouro para o diagnóstico da doença discogênica lombar é a discografia lombar.

Tratamento

A base do tratamento para a doença discal degenerativa, assim como para a maioria das causas de dor lombar, é a fisioterapia com foco em fortalecimento axial, estabilização lombar, alongamento de isquiotibiais e flexores do quadril e correção de todos os desequilíbrios musculares. Para a dor discogênica, a fisioterapia deve dar ênfase à extensão. Os AINEs podem ser úteis, e o gelo pode ser empregado para ajudar na redução da inflamação.

O uso de imobilizador ou de suporte lombar durante o levantamento de pesos pode ser apropriado. Entretanto, os suportes lombares não fornecem estabilidade lombar, servindo apenas como uma lembrança para que os pacientes mantenham a postura e as precauções adequadas.

Quando a fisioterapia e os medicamentos não forem efetivos para o alívio dos sintomas, um tratamento invasivo pode ser necessário. Infiltrações epidurais de esteroides, fluoroscopicamente guiadas, podem ser aplicadas. Se a infiltração de esteroides epidurais não for efetiva, a terapia eletrotérmica intradiscal (TETI) é uma alternativa para pacientes jovens com as alturas discais preservadas. A TETI envolve a colocação de um cateter no ânulo discal, sobre a ruptura, sob orientação fluoroscópica. O cateter é aquecido, causando a desnaturação do colágeno e do nervo. Os pacientes utilizam um imobilizador moldado, após esse procedimento, por cerca de 6 a 8 semanas. Esse é o tempo que pode levar para que o paciente experimente alívio da dor. É importante que se diga aos pacientes que sua dor pode, de fato, aumentar nos primeiros dias ou nas primeiras semanas após o procedimento. Entretanto, em pacientes apropriadamente selecionados (com altura discal preservada, sem instabilidade e com disco contido), o procedimento pode apresentar uma taxa de eficácia de 75%.

Quando o cuidado conservador agressivo não fornecer alívio suficiente dos sintomas, as opções cirúrgicas podem ser cogitadas. Os dois principais procedimentos cirúrgicos são a substituição do disco por um disco artificial e a cirurgia de artrodese. Muitos pacientes podem obter alívio da dor a partir de ambas as intervenções cirúrgicas; contudo, acredita-se que um disco artificial pode manter o movimento fisiológico e o carregamento vertebral com mais eficácia que uma artrodese. Um benefício adicional da substituição do disco é que, se esse método falhar, a cirurgia de artrodese ainda pode ser efetuada.

SÍNDROME DA ARTICULAÇÃO FACETÁRIA (DOENÇA ZIGOAPOFISÁRIA)

As facetas lombares são a segunda principal causa mais comum de dor lombar crônica, respondendo por cerca de 40% dos casos em pacientes idosos e de 15 a 20% em pacientes jovens. As articulações facetárias são articulações sinoviais da coluna vertebral que facilitam a flexão e a extensão, resistindo ao deslizamento para a frente e à torção. Assim como outras articulações sinoviais, elas podem ser lesionadas, adquirir artrite e tornar-se dolorosas.

Apresentação clínica

Os pacientes com essa condição têm, em geral, mais de 50 anos (embora essa condição possa ocorrer em qualquer idade) e se apresentam com dor lombar axial, a qual pode irradiar-se até a nádega ou o joelho. Raramente, a dor direciona-se à perna e ao pé. Os padrões de dor referida são os de uma dor profunda e contínua e de distribuição vaga. A dor piora em períodos prolongados de ortostatismo, caminhadas e ao descer degraus (embora não necessariamente ao subi-los). A dor melhora com os atos de sentar-se e de curvar-se para a frente. O paciente não costuma lembrar de um evento desencadeador; na verdade, a dor tende a aparecer de forma gradual.

Exame físico

Os pacientes apresentam dor com a extensão do tronco. A extensão oblíqua pode ser mais dolorosa na direção da dor do paciente (Fig. 5.6). O restante do exame provavelmente não apresentará alterações. Os músculos dorsais podem estar dolorosos e/ou rígidos.

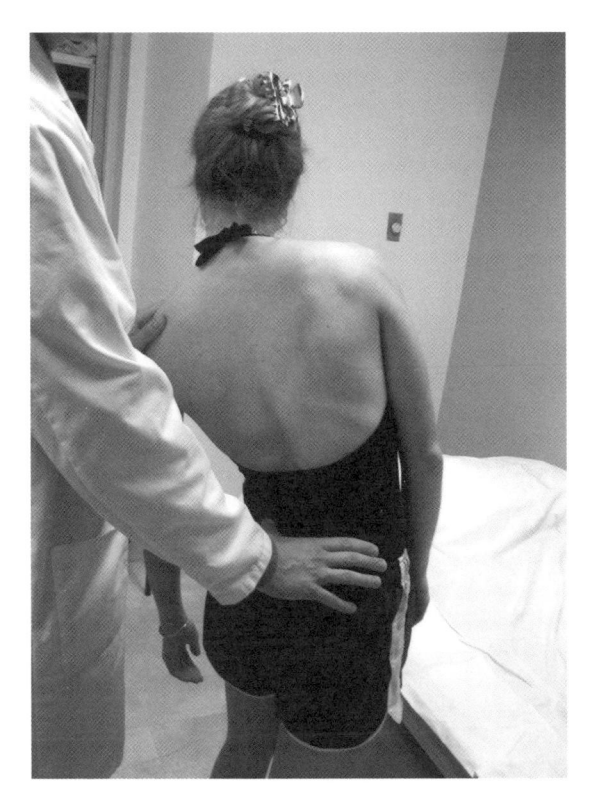

FIGURA 5.6 Extensão oblíqua lombar do tronco.

Estudos diagnósticos

As radiografias podem revelar alterações artríticas nas articulações facetárias. Do mesmo modo, a RM pode mostrar alterações artríticas e, possivelmente, inflamação nas facetas. Contudo, a radiografia, a tomografia computadorizada (TC) e a RM não costumam apresentar diagnósticos confiáveis para a dor das articulações facetárias. Recentemente, a cintilografia óssea com tomografia computadorizada por emissão de fóton único (SPECT) tem se mostrado promissora para diagnosticar a dor mediada nas facetas. Essa abordagem ainda está sendo desenvolvida; por isso, são necessários estudos adicionais.

Os bloqueios do ramo medial fluoroscopicamente guiados continuam sendo o padrão-ouro da abordagem diagnóstica da síndrome da articulação facetária. Quando bloqueios únicos são executados, há uma taxa de 25% de falsos-positivos. Essa taxa cai para menos de 15% quando são utilizados bloqueios duplos-cegos. Nos bloqueios duplos-cegos, a articulação facetária é infiltrada, uma vez com um anestésico de curta duração (p. ex., lidocaína) e, em um momento diferente, com um anestésico de duração mais longa (p. ex., bupivacaína).

Tratamento

Quando se identificam pacientes com suspeita de dor na articulação facetária, o primeiro passo costuma ser a fisioterapia focalizada em estabilização axial e a administração de medicamentos. Se isso falhar, uma infiltração intra-articular de anestésico e corticosteroide é apropriada. Costuma ser difícil a determinação de qual faceta está implicada; além disso, muitas facetas podem precisar de infiltração. As infiltrações podem ser aplicadas por razões tanto diagnósticas como terapêuticas. Se o paciente obtiver alívio com a infiltração, as facetas podem ser razoavelmente creditadas como o fator causador da dor.

Quando o diagnóstico já tiver sido confirmado, se a infiltração de esteroides não trouxer alívio duradouro, ela pode ser repetida ou pode-se executar neurotomia com radiofrequência dos ramos mediais que suprem as articulações facetárias. Se a repetição da infiltração não oferecer alívio duradouro, a neurotomia por radiofrequência deve ser realizada.

A neurotomia por radiofrequência é um procedimento percutâneo, efetuado sob orientação fluoroscópica. Nesse procedimento, a energia de radiofrequência é utilizada, basicamente, para aquecer e cortar os nervos que suprem as facetas.

DOR NA ARTICULAÇÃO SACROILÍACA

A articulação sacroilíaca (SI) é a causa de dor lombar crônica em cerca de 10 a 15% dos casos. As rupturas capsulares ventrais na cápsula articular rígida podem contribuir para esse mecanismo patológico, mas sua fisiopatologia exata não é conhecida. Alguns médicos, quiropraxistas e fisioterapeutas podem indicar a hipermobilidade como fonte de dor na SI. Isso pode acontecer; entretanto, os dados biomecânicos e radiográficos têm mostrado que mesmo as articulações SI diagnosticadas com hipermobilidade apresentam pouco movimento. O micromovimento que leva ao mau alinhamento e à inflamação articular é considerado como parte do complexo de dor. Se houver diferenças na mobilidade que afetem a dor, elas serão muito sutis e difíceis de detectar. A dor na articulação SI permanece sendo um diagnóstico controverso em determinados círculos de debate. Alguns profissionais acreditam que ela representa uma porcentagem alta de dor, enquanto outros acreditam que ela representa menos que os 10 a 15% documentados.

Apresentação clínica

Os pacientes apresentam-se com dor na articulação SI ou na área circundante. A dor pode ser unilateral ou bilateral. Às vezes, é irradiada às nádegas e às coxas. Ocasionalmente, segue para o dorso. A dor costuma ser incômoda e constante, embora, algumas vezes, seja descrita como cortante. As mulheres grávidas têm mais probabilidade de experimentar essa condição, em virtude da frouxidão dos ligamentos durante a gravidez, causada por fatores hormonais.

Exame físico

As manobras que tensionam a articulação SI não são diagnósticas isoladamente, são parte do complexo da dor na articulação SI. Curiosamente, quando um paciente aponta para essa articulação ao ser indagado sobre onde a dor está localizada, isso constitui-se em um indicador sensível de que a fonte da dor do paciente é, de fato, a articulação SI.

O final da amplitude das rotações interna e externa do quadril pode causar dor na articulação SI. O teste FABER (flexão, abdução, rotação externa) (também chamado de teste de Patrick) (Fig. 5.7) costuma ser positivo. Nesse teste, o paciente posiciona-se em supino e seu joelho é flexionado a 90°, seu quadril é rodado externamente, de modo que o tornozelo da perna testada repouse sobre o joelho contralateral. O médico então aplica uma força para baixo, sobre o joelho flexionado e sobre a espinha ilíaca ântero-superior contralateral. A reprodução dos sintomas por essa manobra indica que a articulação SI é a origem da dor.

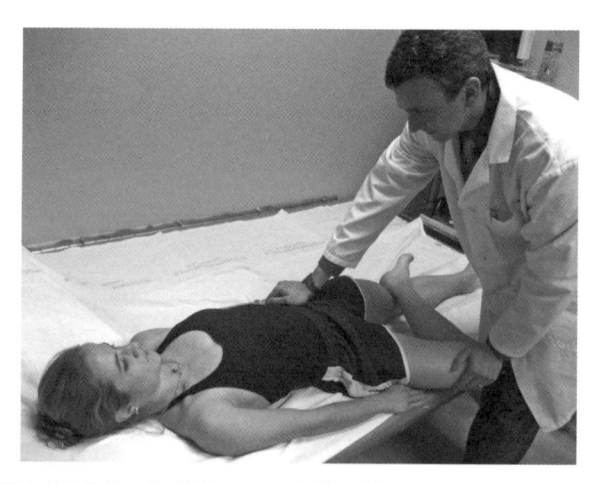

FIGURA 5.7 Teste FABER (ou teste de Patrick).

O teste de compressão da SI é outra boa manobra de exame. Nesse teste, o paciente permanece em decúbito ventral e o médico aplica uma força para baixo, sobre a articulação SI. A reprodução dos sintomas é considerada um teste positivo.

Estudos diagnósticos

Radiografias podem ser obtidas, revelando alterações artríticas na articulação SI. Uma RM também pode ser obtida. Nem as radiografias nem a RM são diagnósticas de dor na articulação SI. Entretanto, esses exames costumam ser realizados para que se excluam outras causas e também porque muitos médicos os consideram necessários antes de que se apliquem infiltrações intra-articulares, sendo o teste diagnóstico padrão-ouro.

Sob orientação fluoroscópica, uma infiltração intra-articular de anestésico é aplicada na articulação SI. Quando a infiltração alivia a dor, é considerada diagnóstica. Um corticosteroide costuma ser adicionado ao injetado a fim de oferecer um potencial terapêutico.

Tratamento

A fisioterapia é a base terapêutica. Estabilização lombar, correção dos desequilíbrios musculares, alongamento e fortalecimento constituem a prescrição da fisioterapia. O gelo pode ser útil para a redução da inflamação. Um cinto para a articulação SI pode ser usado, sendo efetivo por vezes. Alguns médicos acreditam que infiltrações periligamentares na articulação SI, com lidocaína e/ou corticosteroides, são úteis. Também foi relatado por clínicos que as manipulações osteopáticas são úteis.

Quando medidas mais conservadoras não forem efetivas, a infiltração de esteroides e anestésicos fluoroscopicamente guiada no espaço articular pode ser realizada. Isso costuma ser feito para que se estabeleça o diagnóstico.

As opções cirúrgicas são limitadas. No passado, a articulação SI era artrodesada. Esse não é um tratamento adequado para a maioria dos pacientes, pois a articulação fusionada costuma causar uma fratura por estresse adjacente ou (o que também é comum) outras partes da coluna podem tornar-se dolorosas com a biomecânica anormal imposta em decorrência da fusão da SI.

A dor na articulação SI em gestantes e em mulheres que recém deram à luz e que estejam amamentando deve ser administrada muito conservadoramente. Via de regra, a dor se dissipa após a gravidez. As infiltrações não devem ser executadas. Manipulações osteopáticas suaves, realizadas por um médico experiente, podem ser úteis nas pacientes em periparto e pós-parto que estejam amamentando, mas ainda apresentam dor.

ESTENOSE VERTEBRAL

Estenose vertebral refere-se ao estreitamento do canal ósseo vertebral central que aloja a medula e as raízes nervosas vertebrais. O estreitamento do canal costuma ocorrer por causa de alterações degenerativas na coluna, incluindo hipertrofia de facetas, saliências discais, protrusões e hipertrofia de ligamentos. A estenose também pode ser causada pelo deslizamento de um corpo vertebral sobre outro. Todas essas alterações na coluna resultam em estreitamento do canal ósseo, o qual, em última instância, leva à compressão nervosa ou da medula espinal.

Apresentação clínica

Os pacientes com estenose vertebral costumam queixar-se de início gradual da dor, a qual piora com ortostatismo e/ou deambulação. Uma boa medição para a gravidade da estenose vertebral é a distância que um paciente pode tolerar em uma caminhada. Os pacientes também relatam muito alívio ao sentar-se, em comparação a quando estão de pé. Costumam compensar essa dor caminhando em uma posição inclinada, a fim de obter algum alívio enquanto deambulam. A dor em geral é bilateral, sendo acompanhada por dormências e formigamento.

Exame físico

Os pacientes geralmente se apresentam ao exame físico deambulando em uma posição inclinada. O teste da amplitude de movimento costuma piorar a dor com a extensão. Todas as outras manobras de desencadeamento de dor, como a elevação da perna, costumam ser negativas. O teste neurológico revela alguns déficits sensoriais, além de dificuldade de deambulação com os pés em linha reta nos casos avançados.

Estudos diagnósticos

O padrão-ouro para a detecção da estenose vertebral é a RM. As radiografias e a TC também oferecem informações relativas às estruturas ósseas.

Tratamento

O primeiro passo para o tratamento da estenose vertebral envolve a administração de medicamentos e fisioterapia. AINEs, estabilizadores do humor, como a gabapentina e a pregabalina, e opioides podem ser empregados, dependendo da intensidade da dor. Se os pacientes continuarem a experimentar dores debilitantes, a aplicação de uma série de infiltrações epidurais deve ser cogitada.

Uma vez que todas as opções de tratamento conservador tenham sido exauridas, a intervenção cirúrgica deve ser realizada. Se a coluna estiver estável, uma laminectomia pode ser suficiente para o tratamento da dor. Em caso de instabilidade, a laminectomia com artrodese é a melhor opção.

ESPONDILITE ANQUILOSANTE

A espondilite anquilosante (EA) é uma espondiloartropatia que afeta primariamente a coluna vertebral e as articulações sacroilíacas. Olhos (irite, uveíte), coração (aortite), pés (fasciite plantar), pulmões (fibrose pulmonar), intestinos (doença intestinal inflamatória) e outras partes do corpo podem ser afetados. Os pacientes com EA precisam de exames pelo menos anuais com um oftalmologista, devendo ter seus cuidados direcionados por um médico familiarizado com essa doença. Existe uma prevalência masculina nessa condição (3:1). O pico de incidência ocorre entre os 15 e os 35 anos de idade.

Apresentação clínica

A apresentação clássica ocorre em homens jovens (de 20 a 30 anos de idade), os quais se apresentam com dor lombar de início gradual, que piora pela manhã e melhora à medida que o dia avança. A atividade *alivia* a dor, e o repouso a torna *pior*. A dor localiza-se sobre as articulações sacroilíacas. Dores no gradil costal também podem estar presentes durante respirações profundas ou tosse.

Exame físico

O exame físico deve ser consistente com a dor na articulação sacroilíaca (ver seção sobre dor na articulação SI). Além disso, a amplitude de movimento pode estar restrita em toda a coluna.

Estudos diagnósticos

Algumas vezes, é investigada a presença do antígeno HLA-B27. Cerca de 90% dos pacientes com EA apresentam esse antígeno; entretanto, ele não é muito específico para a doença (cerca de 5% da população apresenta o antígeno, mas não a doença). Indivíduos com HLA-B27 têm cerca de 1 a 2% de risco de desenvolver a doença, em comparação a 0,1 a 0,2% da população estadunidense geral. O HLA-B27 também pode estar correlacionado a outras patologias, como artrite reativa e artrite psoriática.

O fundamento diagnóstico da doença é a inflamação (borramento da linha articular) e/ou a fusão das articulações sacroilíacas observada por radiografia. Também pode-se notar o enquadramento dos corpos vertebrais.

A TC e a RM podem ser úteis como parte da investigação para a doença e para a avaliação de fraturas e outras patologias associadas, mas a história, o exame físico e as radiografias em geral são suficientes para o diagnóstico.

Tratamento

O diagnóstico precoce e as orientações sobre a condição constituem uma parte importante do tratamento. Os AINEs podem ser úteis para dor e inflamação. Pelo fato de a dor lombar ser, frequentemente, o sintoma inicial de apresentação da EA, o médico da família ou o especialista musculoesquelético costumam ser os primeiros a examinar o paciente. Este necessitará de encaminhamento para um médico familiarizado com pacientes portadores de EA, a fim de garantir a monitoração adequada dos distúrbios cardíacos, pulmonares, neurológicos e oculares potenciais.

Infiltrações de esteroide e anestésico na articulação sacroilíaca sob visão fluoroscópica podem ser úteis para a dor lombar aguda. Todos os pacientes devem realizar sessões de fisioterapia. A incorporação de um programa de alongamento e fortalecimento à rotina diária do paciente é importante para a prevenção de problemas e incapacidades em longo prazo.

FRATURA DA PARTE INTERARTICULAR (ESPONDILÓLISE LOMBAR)

Uma causa relativamente comum de dor lombar em atletas jovens é a fratura por estresse da parte interarticular, geralmente em nível de LV-SI. As fraturas podem ser unilaterais ou bilaterais. Quando bilaterais, podem resultar em espondilolistese. Embora mais comuns em atletas jovens, elas podem ocorrer em qualquer idade, causando dores. A presença de uma fratura de estresse nas partes interarticulares deve estar correlacionada aos sintomas, pois muitas ou quase todas as fraturas de estresse podem ser assintomáticas.

Apresentação clínica

Os pacientes apresentam-se com dor lombar unilateral ou bilateral. A dor pode ser em pontadas ou incômoda. Ela pode ter iniciado de forma aguda, depois de uma queda ou de um movimento súbito, ou pode ter-se desenvolvido lentamente, com o passar do tempo. Os pacientes relatam história de atividades de extensão repetitiva, como ginástica, natação, dança ou futebol. À medida que a dor aumenta, o paciente pode relatar que não consegue mais desenvolver sua prática esportiva.

Exame físico

O achado clássico é o teste da cegonha positivo. Nesse teste, o paciente posiciona-se de pé, no lado mais doloroso, e estende o tronco obliquamente sobre esse lado. Quando isso reproduzir os sintomas, o teste será considerado positivo. A dor por palpação acima da região envolvida também pode estar presente. Se houver espondilolistese, pode-se palpar um degrau nos processos espinhosos.

Estudos diagnósticos

Radiografias lombares devem ser obtidas. A parte interarticular é mais bem visualizada em relação ao pescoço ou à coleira do "cachorrinho escocês", na incidência oblíqua. Se o teste for positivo, o "cachorrinho escocês" tem seu pescoço quebrado (Fig. 5.8). É importante lembrar que as radiografias oblíquas exigem consideravelmente mais exposição à radiação que os filmes ântero-posteriores e laterais. Por isso, devem ser solicitadas apenas quando forem necessárias.

Se as radiografias lombares forem normais, mas a suspeita clínica ainda for alta, a cintilografia óssea com SPECT pode ser o método mais adequado para a avaliação da lesão potencial.

Tratamento

A base de tratamento no período doloroso agudo de uma fratura da parte interarticular é imobilização, uso de gelo e fisioterapia para trabalhar o fortalecimento, bem como para o alongamento dos flexores e dos extensores do quadril. O imobilizador, geralmente um colete de Boston, um colete lombar ou uma órtese do tipo suporte elástico, previne a hiperextensão, sendo usado 23 horas por dia, até que o paciente permaneça assintomático por três meses. Depois desse período, novas imagens são obtidas para demonstrar a consolidação. Infelizmente, a cooperação do paciente para o uso do imobilizador costuma ser pouca.

Os pacientes com dor persistente, apesar da imobilização e da terapia, podem beneficiar-se de um bloqueio, fluoroscopicamente guiado, do ramo medial supridor da área dolorosa, em confirmação ao diagnóstico. Uma vez que essa

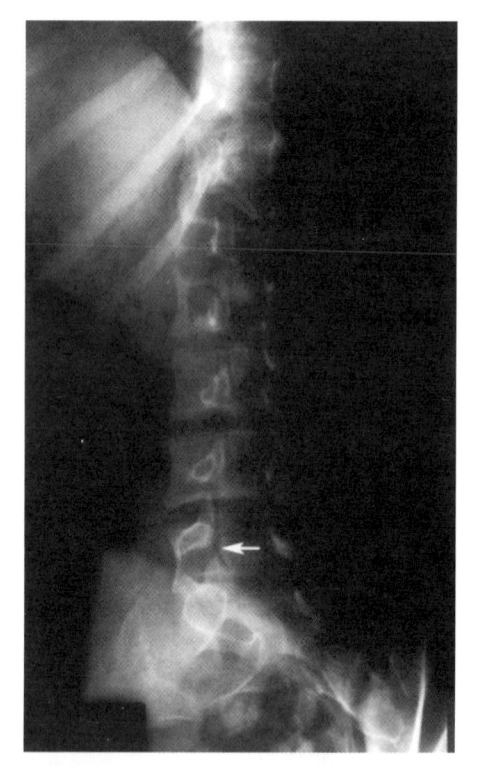

FIGURA 5.8 Radiografia do "cachorrinho escocês" com o pescoço quebrado. (Reproduzida, com permissão, de Birrer R, Griesmer B, Cataletto M. *Pediatric Sports Medicine for Primary Care*. Philadelphia, Pa: Lippincott Williams & Wilkins, 2002.)

área for confirmada como geradora da dor, uma rizotomia de radiofrequência pode ser realizada para que se corte o suprimento nervoso à área dolorosa. Ainda não estão disponíveis os dados de seguimento em longo prazo para esse procedimento em relação a esse diagnóstico. Ele deve ser feito apenas quando absolutamente necessário, isto é, quando o paciente não responder às medidas mais conservadoras. A cirurgia raramente é necessária, mas as opções cirúrgicas também estão disponíveis, incluindo reparo direto da fratura, reparo e fusão do segmento e remoção deste.

ESPONDILOLISTESE

A espondilolistese geralmente é um achado assintomático na radiografia, mas também pode causar sintomas em alguns pacientes. Espondilolistese refere-se ao deslizamento de um corpo vertebral em relação a um corpo adjacente. Essa condição é pontuada em termos de gravidade: Grau I, deslizamento de 1 a 25%; Grau II, 26 a 50%; Grau III, 51 a 75%; e Grau IV, mais de 75% de deslizamento. A causa mais comum de espondilolistese em atletas jovens é a fratura das partes interarticulares, no nível L5-S1. Em pacientes mais velhos, as alterações degenerativas do disco e das articulações facetárias são a causa mais comum da espondilolistese.

Apresentação clínica

Quando a espondilolistese for sintomática, os pacientes geralmente relatarão dor lombar, exacerbada pela extensão lombar. Por vezes, os pacientes podem relatar sintomas radiculares se uma raiz nervosa estiver comprimida e inflamada (ver seção sobre radiculite lombossacra, para detalhes sobre essa patologia).

Exame físico

Se a espondilolistese for muito grande, um degrau poderá ser observado na palpação dos processos espinhosos. O encurtamento dos isquiotibiais costuma ser notado. A dor pode ser exacerbada por extensão e extensão oblíqua do tronco. Uma avaliação neurológica completa deve ser realizada para auxiliar na exclusão de algum envolvimento radicular lombossacro.

Estudos diagnósticos

As radiografias costumam ser suficientes para a avaliação da espondilolistese. As incidências de flexão e extensão devem ser obtidas para se avaliar a instabilidade.

A cintilografia óssea com SPECT e/ou a TC podem ser obtidas, em especial, ao se avaliar uma espondilólise.

Tratamento

Os deslizamentos assintomáticos de Grau I não requerem nenhum tratamento. Eles devem ser assistidos por radiografias de rotina, até que seu crescimento seja completado para que se faça a monitoração do deslizamento. Os deslizamentos assintomáticos de Graus II e III não requerem tratamento algum, mas os pacientes devem ser aconselhados em relação às atividades de extensão repetitiva (p. ex., ginástica), ocupações que exijam trabalho manual pesado e esportes de contato.

Os deslizamentos de Graus I e II sintomáticos podem ser tratados de modo conservador, com alteração de atividades para evitar hiperextensão e esportes de contato repetitivo, fisioterapia focalizada na estabilização axial com um programa baseado em flexão, bem como com exercícios para aumento da flexibilidade dos isquiotibiais. Os deslizamentos sintomáticos de Graus III e IV devem ser avaliados por um cirurgião para uma possível intervenção cirúrgica. Os deslizamentos sintomáticos de Graus I e II, que não respondem aos cuidados conservadores agressivos, também podem ser candidatos à cirurgia, embora seja raramente necessária.

SÍNDROME DO PIRIFORME

O nervo isquiático passa por baixo, ao redor ou através do músculo piriforme. Quando o nervo isquiático é irritado pelo músculo piriforme, ocorre a síndrome do piriforme. A síndrome do piriforme permanece sendo um diagnóstico controverso, pois alguns médicos acreditam que ela é subdiagnosticada, enquanto outros estão convencidos de que ela é excessivamente diagnosticada. Muitos clínicos acreditam que ela responde por 5 a 10% de todos os casos de "ciática" (pacientes que se queixam de dor irradiada para a perna).

Apresentação clínica

Os pacientes apresentam-se com dor nas nádegas e dor irradiada para uma distribuição de S1, por trás da coxa e da perna. Às vezes, a dor também pode irradiar-se em uma distribuição de L5, para a área lateral da coxa e até a perna. A dor irradiada costuma ser descrita como "em queimação", "rasgante" e/ou "elétrica". Os pacientes também se queixam, eventualmente, de dor lombar, podendo apresentar dormência na distribuição dos sintomas. Os sintomas costumam ser exacerbados pelos atos de caminhar ou de sentar-se.

Exame físico

O achado fundamental no exame físico é a sensibilidade marcada sobre o piriforme, na nádega, conforme o nervo isquiático cruza próximo (ou através) dele. Quando a palpação, nesse momento, também reproduz os sintomas do paciente, irradiando-se para a extremidade inferior, constitui-se uma forte indicação de síndrome do piriforme.

Os sintomas também podem ser reproduzidos pela manobra FAIR (flexão, adução, rotação interna), enquanto o paciente estiver na posição de decúbito contralateral (Fig. 5.9). A manobra de Pace é outro teste útil para diagnosticar a síndrome do piriforme. Com a perna afetada na posição de FAIR, o paciente é orientado a abduzir o quadril contra a resistência. Essa manobra faz o músculo piriforme contrair-se. O aumento da dor com a abdução resistida é considerado um teste positivo.

A fraqueza não costuma estar presente, mas, quando está, será encontrada em uma distribuição de L5 e/ou S1. A rotação e a abdução externa do quadril contra a resistência podem revelar fraqueza, embora essa "fraqueza" deva ser distinta da dor que é sua causadora. Quando a resistência reproduzir os sintomas, o sinal de Pace será positivo.

Estudos diagnósticos

Algumas vezes, obtêm-se radiografias, mas elas não oferecem informação diagnóstica alguma sobre síndrome do piriforme.

A RM da coluna lombossacra é útil para o afastamento de causas radiculares para os sintomas. Além disso, a RM da pelve pode ser obtida se houver suspeita de que haja uma massa comprimindo o nervo isquiático.

Os estudos de eletromiografia/velocidade de condução nervosa podem ser úteis para a diferenciação do local da compressão nervosa, se presente.

Tratamento

A fisioterapia é a base de tratamento. Ela deve enfatizar o alongamento do músculo piriforme. Algumas modalidades antes do alongamento podem ser úteis, assim como as técnicas de mobilização de tecidos moles. Os exercícios de estabilização axial também devem ser executados.

A infiltração de pontos-gatilho, com o uso de corticosteroide e anestésico, como parte da infiltração efetuada sobre

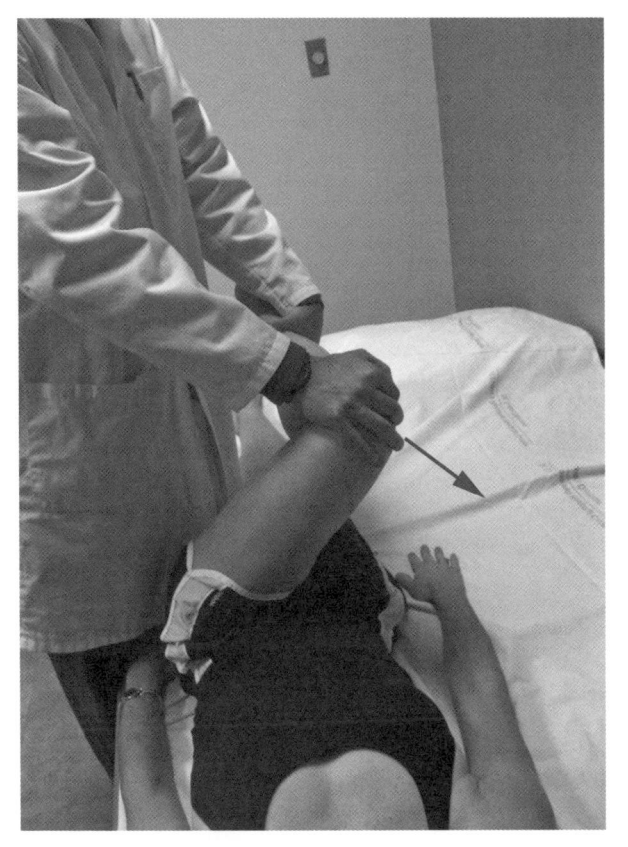

FIGURA 5.9 Teste de FAIR.

o ponto de sensibilidade máxima da nádega (pressupondo-se que tal ponto tenha sido encontrado no exame físico), costuma ser útil. O agulhamento seco também pode ser usado.

Alguns clínicos também infiltram toxina botulínica A (p. ex., Botox) no músculo, a fim de tratar o espasmo do piriforme. A liberação cirúrgica do piriforme raramente é indicada, mas pode ser efetiva para pacientes resistentes a cuidados conservadores agressivos.

COCCIDÍNIA

Coccidínia refere-se à dor sobre o cóccix. Essa condição é mais frequente em mulheres do que em homens. As etiologias comuns incluem as do pós-parto e as de trauma no cóccix (em geral, por queda). Acredita-se que um terço dos casos de coccidínia seja idiopático.

Apresentação clínica

Os pacientes queixam-se de dor sobre o cóccix, que costuma surgir logo após um trauma como queda ou chute nessa região. A dor também pode ter início após o parto, ser resultado de permanência prolongada na posição sentada ou, simplesmente, começar de forma gradual, sem qualquer evento desencadeador. O ato de sentar-se é doloroso para os pacientes com coccidínia.

Exame físico

O achado fundamental no exame físico é a reprodução dos sintomas com a palpação do cóccix e/ou da articulação sacrococcígea. Um degrau também pode ser notado durante a palpação do cóccix, indicando uma possível luxação.

Estudos diagnósticos

Radiografias podem ser obtidas para afastamento da suspeita de luxação ou de fratura coccígea. Na luxação, o cóccix pode formar um ângulo de 90° em relação ao sacro. Podem ser obtidos exames nas posições de pé e sentada para que se avalie a mobilidade coccígea.

Tratamento

O cuidado conservador inclui o uso de um travesseiro ou de uma almofada de gel, em forma de rosca, para aliviar a pressão sobre o cóccix.

A manipulação do cóccix e a tentativa de relaxamento dos tecidos moles circundantes, manualmente, têm sido efetuadas com sucesso limitado.

A infiltração de esteroide e anestésico no cóccix costuma ser muito efetiva. O ideal é que seja realizada sob orientação ultrassonográfica ou fluoroscópica.

Recentemente, o gânglio ímpar, que é parte do sistema nervoso simpático e está localizado diretamente na porção anterior à junção sacrococcígea, tem sido infiltrado sob visão fluoroscópica, com resultados promissores. É necessário que se realizem mais pesquisas para a identificação da eficácia verdadeira desse tratamento.

Cirurgias raramente são necessárias. Entretanto, quando o cuidado conservador agressivo não é bem-sucedido, as opções cirúrgicas incluem a coccigectomia limitada, que pode ser muito efetiva quando os pacientes são corretamente selecionados.

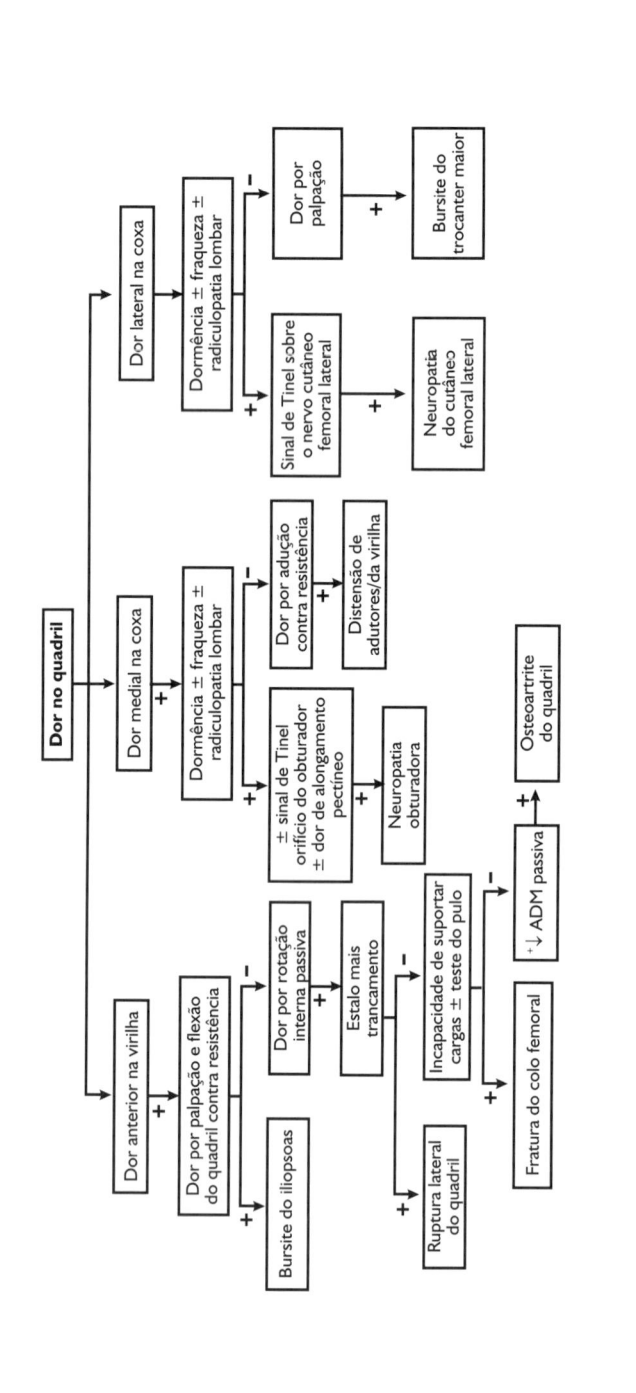

Dor no quadril

Dor anterior na virilha

- **Dor por palpação e flexão do quadril contra resistência**
  - **+** → Bursite do iliopsoas
  - **−** → **Dor por rotação interna passiva**
    - **+** → **Estalo mais trancamento**
      - **+** → Ruptura lateral do quadril
      - **−** → **Incapacidade de suportar cargas ± teste do pulo**
        - **+** → Fratura do colo femoral
        - **−** → **↓ ADM passiva**
          - **+** → Osteoartrite do quadril

Dor medial na coxa

- **Dormência ± fraqueza ± radiculopatia lombar**
  - **+** → **± sinal de Tinel orifício do obturador ± dor de alongamento pectíneo**
    - **+** → Neuropatia obturadora
  - **−** → **Dor por adução contra resistência**
    - **+** → Distensão de adutores/da virilha

Dor lateral na coxa

- **Dormência ± fraqueza ± radiculopatia lombar**
  - **+** → **Sinal de Tinel sobre o nervo cutâneo femoral lateral**
    - **+** → Neuropatia do cutâneo femoral lateral
  - **−** → **Dor por palpação**
    - **+** → Bursite do trocanter maior

6
Dor no quadril e na virilha

> **Sinais e sintomas de alerta**
>
> *Quaisquer destes sinais e sintomas requerem avaliação urgente e intervenção apropriada:*
> Febre
> Calafrios
> Articulação quente e edemaciada
> Sintomas neurológicos progressivos
> Perda do pulso

DISTENSÃO DA VIRILHA

Os músculos internos da coxa são: adutor magno, adutor longo e adutor curto. Esse grupo muscular costuma ser lesionado em esportes que exigem movimentos laterais ou de pivotagem. A abdução forçada súbita do quadril pode causar lesão à coxa interna ou à virilha. Em geral, rupturas menores ocorrem no ventre muscular, gerando dor intensa.

Apresentação clínica

Via de regra, os pacientes apresentam-se com dor localizada na coxa interna. Dependendo da gravidade da lesão, podem queixar-se de dificuldades em atividades esportivas específicas, caminhadas normais ou mesmo de permanecer em repouso. A dor é exacerbada por movimento lateral ou pivotagem.

Exame físico

A dor costuma ser produzida por adução resistida. O teste FABER (flexão, abdução, rotação externa; ou teste de Patrick) (Fig. 6.1) reproduz a dor no paciente, assim como a palpação do músculo. O exame da deambulação pode revelar marcha antálgica.

Estudos diagnósticos

Em geral, não são necessários estudos de imagem para o diagnóstico de distensão. Se a dor persistir depois de quantidades adequadas de repouso, fisioterapia, gelo e medicamentos, a ressonância magnética (RM) pode ser necessária para a avaliação do tecido mole.

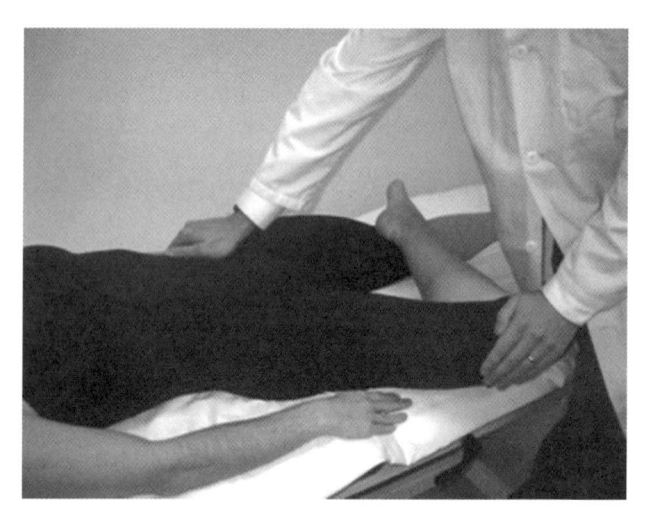

FIGURA 6.1 Teste FABER (de Patrick).

Tratamento

Repouso, gelo, compressão e elevação compõem o tratamento inicial de qualquer distensão. Em geral, os pacientes são orientados a repousar de 4 a 6 semanas, a fim de permitir que as distensões moderadas e graves cicatrizem. Medicamentos como anti-inflamatórios são úteis para o tratamento da dor e da inflamação que podem estar presentes. Se a dor persistir, apesar do repouso adequado, o uso de um imobilizador elástico na coxa pode ajudar na contenção do músculo.

OSTEOARTRITE DO QUADRIL

Até 25% das pessoas podem desenvolver osteoartrite (OA) de quadril em algum estágio da vida, de acordo com o Johnston County Osteoarthritis Project. Esse risco aumenta em indivíduos com sobrepeso ou em obesos. Traumas prévios no quadril também aumentam os riscos. Como em outras partes do corpo, a osteoartrite é caracterizada pela perda da cartilagem articular.

Apresentação clínica

Os pacientes apresentam-se com dores na virilha. A dor pode irradiar-se para a coxa anterior, as nádegas ou os joelhos, sendo, inicialmente, agravada pelos atos de caminhar e subir degraus. À medida que a doença progride, a dor também pode estar presente em repouso e à noite, e os pacientes podem queixar-se de claudicação decorrente da dor.

Exame físico

A marcha antálgica pode ser observada com o favorecimento do lado não-envolvido. O achado fundamental no exame físico é a perda da rotação interna, bem como a reprodução dos sintomas com a rotação interna e com a rotação externa. A amplitude de movimento com a pressião da articulação é um teste adequado. Para essa manobra, o paciente posiciona-se em supino e o clínico gira o quadril deste interna e externamente, enquanto comprime o fêmur contra o acetábulo, com uma pressão para baixo, sobre o joelho.

Estudos diagnósticos

Radiografias devem ser obtidas, podendo revelar estreitamento assimétrico do espaço articular, osteófitos, cistos subcondrais e/ou esclerose (Fig. 6.2). Curiosamente, os achados radiográficos nem sempre se correlacionam à intensidade

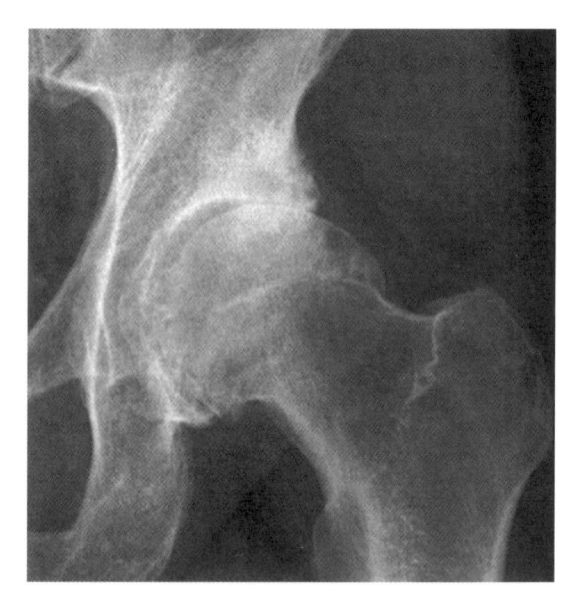

FIGURA 6.2 Radiografia da osteoartrite do quadril. (Reproduzida, com permissão, de Moskowitz et al. *Osteoarthritis Diagnosis and Medical/Surgical Management*. 4th ed. Philadelphia, Pa: Lippincott Williams & Wilkins, 2007.)

da doença. As radiografias podem revelar artrite significativa, porém o paciente pode apresentar sintomas mínimos. Da mesma forma, as radiografias podem estar normais, mas os sintomas serem significativos.

A RM pode ser mais sensível e específica para a osteoartrite, em se tratando da avaliação da cartilagem. Entretanto, esse exame, além de dispendioso, não é prático ou necessário para a maioria dos casos de OA do quadril.

Tratamento

A fisioterapia é a base de tratamento. Quando o quadril se torna artrítico e doloroso, a tendência do paciente é não forçá-lo. Entretanto, quando o paciente não o utiliza, impede que a nutrição necessária chegue à cartilagem restante, levando à aceleração adicional da perda de cartilagem. A fisioterapia trabalha para o fortalecimento da musculatura de suporte do quadril, bem como para a melhora da estabilidade interna, abordando todas as limitações de flexibilidade.

O paciente deve ser estimulado a escutar seu corpo, mas deve tentar permanecer ativo. Os exercícios de carga sem impacto são ideais. O uso de uma máquina elíptica é um excelente exemplo. Alternativamente, os exercícios sem carga, que incluem natação e bicicleta ergométrica, também são adequados. Não há impedimentos na realização de exercícios de impacto e, certamente, eles são melhores do que não praticar exercício, porém podem ser muito dolorosos. Os pacientes devem escutar seu corpo para ajudar a guiar o clínico, no sentido de que exercícios devem ser praticados.

Fármacos anti-inflamatórios não-esteroides (AINEs) e acetaminofen podem ser úteis para o alívio da dor leve. Suplementação oral com sulfato de glicosamina e condroitina, bem como cremes analgésicos tópicos podem ser eficazes.

Infiltrações intra-articulares de corticosteroide e anestésico podem ser muito efetivas para a redução dos sintomas da OA do quadril. Elas devem ser feitas sob visão fluoroscópica ou por ultrassom. É ideal que a infiltração (bem como todos os medicamentos analgésicos) seja usada como uma ponte para a redução da dor, permitindo que o paciente participe mais efetivamente da fisioterapia. As infiltrações intra-articulares de ácido hialurônico também parecem ser promissoras no tratamento da OA do quadril, embora mais pesquisas sejam necessárias.

Quando os sintomas tornam-se progressivos e não respondem a cuidados conservadores agressivos, as opções cirúrgicas estão disponíveis. Embora a fusão de quadril seja uma opção, a prótese total de quadril é o procedimento cirúrgico preferido. A prótese total de quadril opera melhoras importantes na qualidade de vida dos pacientes. Pode ser feita com o uso de técnicas com cimento ou não-cimentadas. Os procedimentos híbridos, usando partes cimentadas e não-cimentadas, também estão disponíveis. Em geral, aos pacientes mais jovens, com ossos saudáveis, são oferecidas próteses não-cimentadas. Aos pacientes idosos, ou aos pacientes com ossos fracos ou com artrite reumatoide, oferecem-se próteses cimentadas. Naturalmente, o cirurgião deve fazer uma exposição completa ao paciente sobre os riscos e benefícios das opções de diferentes próteses.

RUPTURA LABRAL DO QUADRIL

O lábio é uma estrutura em anel fibrocartilagíneo que cerca e aprofunda o acetábulo do quadril. Ele funciona como interface e estrutura de acolchoamento entre a cabeça femoral e o acetábulo. Como outras estruturas fibrocartilagíneas, está sujeito a lesões, que costumam ocorrer por estresse repetitivo devido a atividades de alto impacto. Em geral, essas lesões ocorrem em corredores e dançarinos.

Apresentação clínica

Os pacientes apresentam-se com queixas similares às de OA do quadril. As principais diferenças são que pacientes com ruptura labral do quadril têm mais probabilidade de serem jovens e de terem apresentado episódios de cliques, estalos ou a sensação de que o quadril está "escapando". Entretanto, assim como na OA do quadril, as queixas em geral incluem dor na virilha. Os pacientes também podem apresentar dor anterior na coxa. Caminhadas e atividades de carga tendem a exacerbar os sintomas. A dor pode ou não ter sido precipitada por um dano traumático, como queda, torção ou lesão em giro.

Exame físico

Durante o exame, os pacientes podem ou não apresentar dor decorrente das amplitudes de movimento interna e externa do quadril. O achado mais característico do exame físico é a presença de dor por flexão e adução do quadril. Quando a flexão e a adução do quadril (Fig. 6.3) reproduzirem os sintomas na virilha, mas a manipulação das amplitudes de movimento interna e externa não o fizer, é provável que o paciente tenha uma ruptura labral.

Estudos diagnósticos

É importante que se obtenham radiografias. Elas podem mostrar a ausência de alterações artríticas, o que não elimina a hipótese de OA do quadril, porém sugere que outra etiologia pode estar presente. A RM isolada não é muito sensível (mais ou menos 80%) ou específica (mais ou menos 65%) para as rupturas labrais. A RM com artrografia apresenta sensibilidade e especificidade menores que 90% para as rupturas labrais do quadril. Se o diagnóstico permanecer incerto, uma infiltração intra-articular de medicamentos anestésicos no quadril pode ser efetuada sob orientação ultrassonográfica ou fluoroscópica. Se essa infiltração remover os sintomas temporariamente, a patologia é intra-articular. Um corticosteroide costuma ser adicionado ao infiltrado, oferecendo um efeito terapêutico potencial.

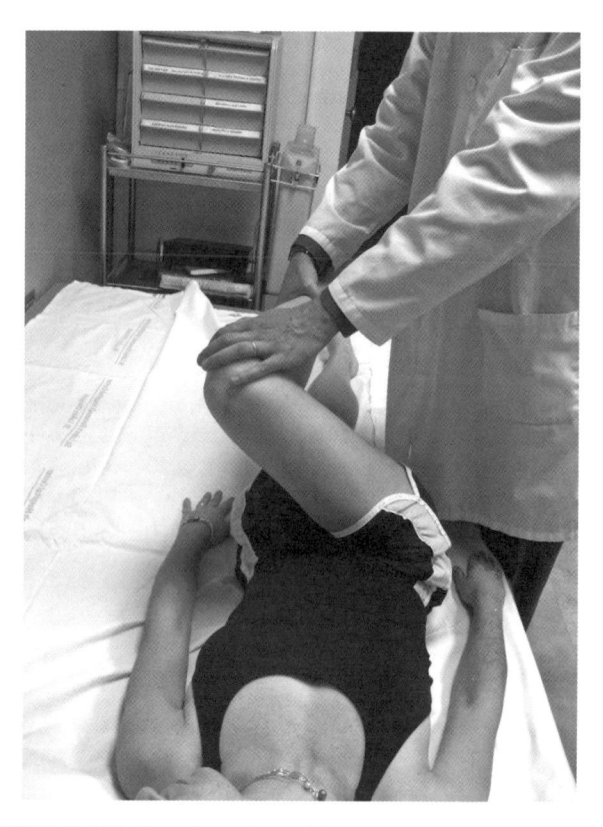

FIGURA 6.3 Flexão e adução do quadril.

O procedimento diagnóstico padrão-ouro para rupturas labrais permanece sendo a artroscopia de quadril.

Tratamento

Fundamentalmente, as rupturas acetabulares labrais podem ocorrer em pacientes assintomáticos. O tratamento somente é necessário se os sintomas estão presentes.

O cuidado conservador para as rupturas labrais acetabulares inclui a fisioterapia focalizada em alongamento e fortalecimento da musculatura circundante ao quadril. A estabilização axial também é útil, assim como AINEs.

Além disso, a infiltração intra-articular de esteroides e anestésicos, executada sob orientação fluoroscópica ou com ultrassom, pode ser indicada, devendo ser realizada junto com a fisioterapia.

A artroscopia de quadril é uma boa alternativa cirúrgica para as rupturas labrais acetabulares sintomáticas grandes. Ademais, as rupturas em alça-de-balde podem não responder às medidas mais conservadoras.

COMPRESSÃO DO NERVO CUTÂNEO FEMORAL LATERAL (MERALGIA PARESTÉSICA)

O nervo cutâneo femoral lateral é, como seu nome sugere, um nervo puramente sensorial. Ele, na verdade, não é um ramo do nervo femoral, mas se origina dos ramos posteriores de L2 e L3, suprindo a pele das coxas lateral e anterior.

Apresentação clínica

Os pacientes apresentam-se com parestesias, incluindo dormência, formigamento e/ou queimação nos aspectos lateral e anterior da coxa, em posição imediatamente medial e inferior à espinha ilíaca ântero-superior (EIAS), até acima do joelho, lateralmente. Além disso, os pacientes podem ter hipoestesia nessa região. Os sintomas podem ser exacerbados pela extensão do quadril, o que pode ser observado pelo paciente durante corridas ou uso de aparelho elíptico na academia.

Determinados pacientes podem relatar aumento recente da circunferência abdominal (um cinto apertado pode causar essa compressão) ou gravidez. Outros podem informar o uso diário de um cinto de ferramentas apertado no trabalho.

Ainda, alguns simplesmente notam que os sintomas começaram sem qualquer evento desencadeador, como aumento de peso ou cintos apertados. Essa condição pode ser observada em diabéticos.

Exame físico

O achado clássico no exame é a reprodução dos sintomas com a palpação direta nas posições medial ou inferior à EIAS, enquanto o quadril é mantido em extensão. A sensibilidade diminuída também pode ser observada sobre a distribuição do nervo. Um exame neurológico completo deve ser efetuado, pois um dos principais diagnósticos diferenciais é a radiculite lombossacra.

Estudos diagnósticos

Em casos menos complicados, essa doença é sobretudo de diagnóstico clínico.

Os estudos de imagem não são diretamente úteis para o diagnóstico dessa compressão (eles podem ser adequados para o afastamento de outras causas). A comparação lado a lado do estudo de condução nervosa do nervo cutâneo femoral lateral é uma ferramenta diagnóstica válida. Os estudos de eletromiografia/velocidade de condução nervosa (EMG/VCN) também podem ser úteis para o afastamento de outras etiologias, como radiculopatia ou plexopatia.

Uma infiltração anestésica local, imediatamente inferior à EIAS, sobre o nervo, pode eliminar os sintomas, confirmando o diagnóstico.

Tratamento

O tratamento inicial inclui orientação sobre compressão e fisioterapia. Se um cinto apertado for indicado como a causa da dor, o uso de cintos mais folgados pode ser o suficiente para a remoção dos sintomas. Naturalmente, o paciente deve ser aconselhado a perder peso se isso for apropriado. Durante a fisioterapia, várias modalidades podem ser úteis a essa condição, incluindo o uso de estimulação nervosa elétrica transcutânea, ultrassom, calor úmido e massagem de tecidos moles. Entretanto, a base da fisioterapia permanece sendo o alongamento e o fortalecimento da musculatura circundante.

Uma infiltração de esteroide e anestésico sobre o nervo, próximo à EIAS, pode ser útil para o alívio dos sintomas mais crônicos.

Raramente a descompressão cirúrgica do nervo é necessária.

NEUROPATIA DO OBTURATÓRIO

O nervo obturatório origina-se a partir da segunda, da terceira e da quarta raízes nervosas lombares. Ele então percorre o músculo psoas e emerge pelo canal obturatório, para suprir os músculos adutores. A lesão desse nervo costuma ocorrer devido a torções, chutes e giros. O mecanismo exato da lesão não é claro, mas acredita-se que ela ocorra na saída do forame obturado.

Apresentação clínica

Os pacientes costumam queixar-se de dor na região medial da coxa, com um pouco de dormência associada. A dor localiza-se na virilha ou na região interna da coxa. Os fatores que causam sua exacerbação incluem caminhar, chutar ou pivotar. Algumas vezes, a dor é descrita como em queimação ou cortante. Os pacientes podem ter dificuldade com a deambulação.

Exame físico

A dor costuma ser produzida por flexão ou adução do quadril contra resistência. A fraqueza também pode ser observada, dependendo da gravidade da síndrome. Parestesias ou dormência na distribuição do nervo obturatório podem ser observadas. O teste de Patrick, que envolve flexão, abdução e rotação externa do quadril, pode reproduzir um pouco a dor (Fig. 6.1). A palpação do nervo, em sua saída, também pode reproduzi-la.

O alongamento do músculo pectíneo (Fig. 6.4) pode indicar compressão do obturatório. Nesse teste, o paciente é orientado a efetuar uma passada larga, com a perna afetada se deslocando para a frente. Então, a perna afetada é rodada externamente, enquanto está nessa posição. Se a dor for reproduzida por esse movimento, há uma alta probabilidade de que o paciente tenha neuropatia do obturador.

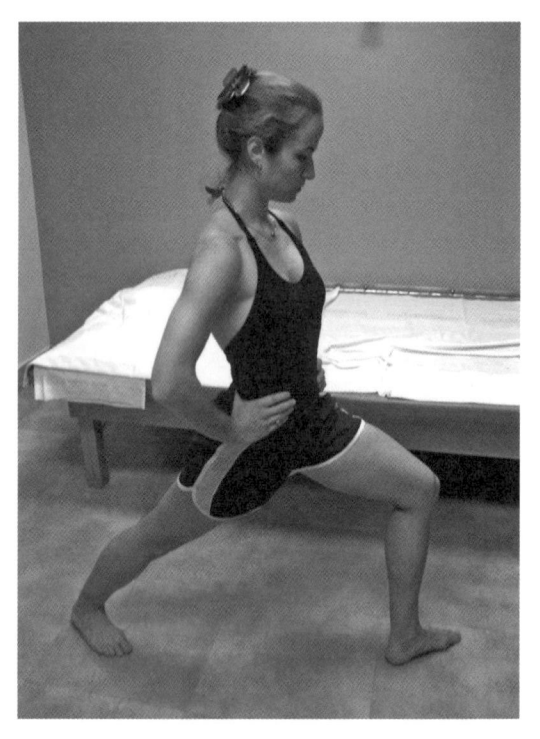

FIGURA 6.4 Alongamento do músculo pectíneo.

Estudos diagnósticos

Os estudos de imagem, como RM ou radiografias, são habitualmente desnecessários. Os exames de EMG/VCN podem detectar a presença de lesão nervosa. Se houver alguma dúvida sobre a lesão nervosa, um bloqueio diagnóstico do nervo pode ser indicado.

Tratamento

A condição é habitualmente tratada como uma distensão, com repouso, medicamentos e gelo. Se a dor continuar e for refratária ao tratamento conservador, a intervenção cirúrgica pode ser necessária. A cirurgia envolve separar a fáscia sobre os músculos pectíneo e adutores.

BURSITE TROCANTÉRICA

A bolsa do trocanter maior é encontrada entre o trato iliotibial (TIT) e o trocanter maior. Se o TIT estiver retesado, haverá fricção e poderá ocorrer uma bursite no trocanter maior. Além disso, o glúteo médio insere-se no trocanter maior. Se o abdutor do quadril estiver fraco, a biomecânica da marcha será afetada, podendo levar à irritação repetitiva da bolsa, o que resultará em bursite. A bursite trocantérica também pode resultar de um trauma agudo na bolsa, por uma queda ou durante eventos esportivos. Essas causas são menos comuns que o trauma repetitivo.

Apresentação clínica

Os pacientes queixam-se de dor lateral sobre o quadril, acima do trocanter maior. Algumas vezes, essa é irradiada para a coxa, em direção ao joelho. Raramente, o padrão de irradiação pode estender-se até o tornozelo. Os pacientes relatam aumento da dor à noite, se tentam deitar sobre o lado afetado. Além disso, podem queixar-se de aumento da dor ao levantar-se da posição sentada (nessa posição, o TIT desliza sobre o trocanter maior, causando dor). Caminhadas e corridas tendem a exacerbá-la.

Se um trauma agudo precipitou a dor, o paciente relaciona esse evento a ela.

No entanto, a dor surge, com mais frequência, de forma gradual.

Exame físico

O achado fundamental é a sensibilidade dolorosa sobre o trocanter maior, que reproduz a dor do paciente (Fig. 6.5). Observe que, se a área está sensível, mas não reproduz a dor típica, não se trata de um achado característico. Se os sintomas se irradiam para a coxa, a palpação também pode (ou não) reproduzi-los. O restante do exame, em particular o neurológico (incluindo o levantamento da perna), deve ser negativo. Às vezes, o paciente apresenta uma marcha antálgica, favorecendo o lado não-afetado. Um exame completo

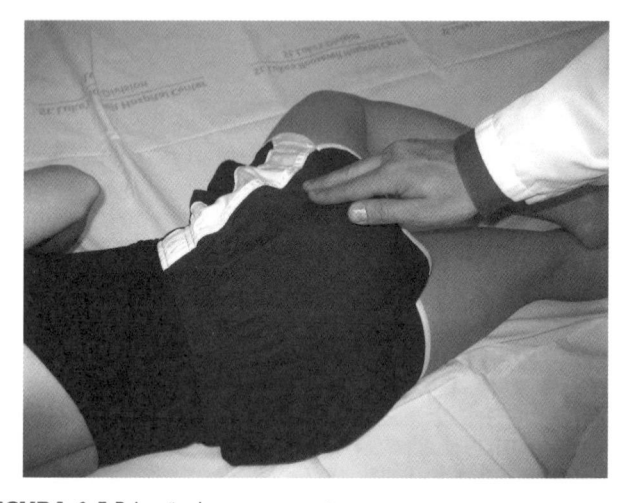

FIGURA 6.5 Palpação do trocanter maior.

da força deve ser efetuado bilateralmente, nas extremidades inferiores. Se a abdução do quadril estiver fraca, é importante que se tente averiguar se a fraqueza é proveniente da dor ou se há fraqueza geral (p. ex., causada por radiculopatia de L5). Essa determinação pode ser difícil se a dor for limitante.

Estudos diagnósticos

Nenhum teste diagnóstico costuma ser solicitado, exceto para a exclusão de outros diagnósticos potenciais, como nos casos de traumas agudos (p. ex., para afastamento da hipótese de fratura).

Tratamento

A fisioterapia, incluindo alongamento do TIT, é bastante útil para essa condição, e o gelo é efetivo para a redução da inflamação local. Dependendo da gravidade e da duração dos sintomas, uma infiltração com corticosteroide e anestésico na bolsa pode ser muito eficaz. As infiltrações geralmente não são efetuadas com assistência de imagens. Entretanto, se o ultrassom estiver disponível, pode ser útil. Caso contrário, a infiltração deve ser aplicada no local de sensibilidade máxima.

Se radiculopatia de L5 subjacente for cogitada como contribuinte potencial para o desenvolvimento de bursite, ou se a bursite for recorrente, é razoável que o paciente faça fisioterapia com foco em estabilização lombar, fortalecimento bilateral de quadril, bem como abordagem de todos os desequilíbrios musculares e/ou limitações de flexibilidade.

TENDINITE/BURSITE DO ILIOPSOAS

A tendinite e a bursite do iliopsoas são muito próximas. A inflamação de uma pode, rapidamente, levar à inflamação da outra. Essas condições são tratadas do mesmo modo, sendo, aqui, consideradas como iguais.

Apresentação clínica

Os pacientes queixam-se de dor anterior no quadril e/ou na virilha. A dor costuma iniciar de forma insidiosa, sendo intermitente. À medida que a inflamação progride, o paciente observa que os sintomas tornam-se mais crônicos. As atividades, em particular as que envolvem muita flexão do quadril, como caminhadas, corridas, subidas de degraus e chutes, exacerbam os sintomas. Às vezes, a dor pode irradiar-se anteriormente, na coxa, até o joelho.

Os pacientes podem queixar-se de estalos ou cliques no quadril, embora isso não seja necessariamente sintomático.

Exame físico

Os achados clássicos no exame físico são reprodução dos sintomas pela flexão do quadril contra resistência e sensibilidade à palpação do tendão do iliopsoas, quando ele se aproxima de seu ponto de inserção, no trocanter menor do fêmur.

O teste do estalo do quadril também pode ser executado. Nesse teste, o estalo ou o clique é avaliado, enquanto o quadril é movido em flexão, abdução e rotação externa para extensão. A flexão do joelho pode tornar esse teste mais fácil de ser executado. Se um estalo ou um clique estiver presente, o teste é considerado positivo para "quadril com estalo" interno. Se a dor for reproduzida por esse teste, indica-se a presença de tendinite/bursite do iliopsoas.

Estudos diagnósticos

Radiografias podem ser solicitadas para o afastamento de suspeita de outras patologias. O ultrassom pode ser utilizado para o diagnóstico. A RM é um excelente exame de imagem para esse distúrbio.

Se o diagnóstico for dúbio e a RM for pouco diagnóstica, muito dispendiosa ou estiver indisponível, a infiltração de um anestésico local sobre a tendinite/bursite do iliopsoas pode auxiliar na identificação da origem da dor. A orientação com ultrassom é útil para esse procedimento, se estiver disponível. Se houver alívio dos sintomas, o diagnóstico será confirmado.

Tratamento

A base do tratamento é repouso, gelo, compressão, elevação e fisioterapia. Inicialmente, a fisioterapia inclui exercícios leves de alongamento. Depois da fisioterapia, o gelo é importante para auxiliar no controle da inflamação. A fisioterapia introduz gradualmente os exercícios de fortalecimento, com foco em estabilização lombar e fortalecimento de isquiotibiais (em particular se o paciente apresentar inclinação pélvica anterior).

A infiltração de corticosteroides e anestésicos, executada sob orientação ultrassonográfica, também pode ser muito útil para essa condição. Obviamente, deve haver atenção para não se infiltrar no tendão.

Embora raros, os pacientes com sintomas persistentes e graves, apesar de cuidados conservadores agressivos, podem ser candidatos a cirurgia. As opções cirúrgicas incluem alongamento, liberação e liberação parcial do tendão.

FRATURA POR ESTRESSE DO COLO FEMORAL

As fraturas por estresse são difíceis diagnosticar, porém muito importantes para não serem diagnosticadas. Quando houver suspeitas desse tipo de condição, o médico deve investigar até tê-las afastado. A falha no diagnóstico pode resultar na progressão de uma fratura de estresse leve a uma fratura completa, pseudoartrose e, possivelmente, osteonecrose. Corredores e soldados apresentam riscos particulares para fraturas por estresse. A suspeita é maior para qualquer paciente que relate o aumento recente da intensidade de exercícios, bem como para mulheres ativas que possam apresentar a tríade da atleta (amenorreia, transtorno da alimentação e osteoporose).

Apresentação clínica

Pacientes com fratura por estresse do colo femoral podem ter sintomas vagos, incluindo dor profunda na virilha, na nádega e/ou na coxa. Os pacientes (nem sempre) relatam o aumento recente de seus níveis de atividades. Inicialmente, a dor ocorre apenas depois de atividades extenuantes. À medida que a fratura progride, a dor pode tornar-se mais intensa, limitando as atividades. Se o paciente não modificar seu nível de atividades, pode começar a apresentar dores durante a caminhada ou até com cargas mínimas.

Exame físico

O paciente pode apresentar marcha antálgica, com favorecimento do lado assintomático. A carga sobre a perna afetada pode ser observada, e a dor pode ser produzida pelas rotações interna e externa do quadril. A rotação interna pode ser mais dolorosa do que a externa. A rolagem do paciente deitado pode produzir dor. Se reproduzida por batida no calcanhar, enquanto a perna está estendida, a dor é indicativa de possível fratura.

Se houver suspeita de fratura de estresse, deve-se tomar cuidado para não *sobre*carregar a extremidade, a fim de evitar a progressão adicional da fratura. Além disso, a elevação da perna reta pode reproduzir dores na coxa anterior.

Estudos diagnósticos

Radiografias devem ser obtidas. Se os filmes iniciais forem negativos, mas a suspeita permanecer, uma RM deve ser solicitada, e o paciente não deve suportar peso, permanecendo com muletas até que a RM seja interpretada. A RM é mais adequada do que a cintilografia óssea para esse propósito, embora a cintilografia óssea costume ser positiva dentro de 24 a 48 horas após a fratura. Se a RM não estiver disponível, há a alternativa de o paciente permanecer sem carga por 2 a 3 semanas, repetindo as radiografias.

Tratamento

Para fraturas não-deslocadas no lado da compressão (lado ínfero-medial), a resposta dos pacientes à terapia conservadora costuma ser boa. O cuidado conservador inclui evitar carga por cerca de 3 a 4 semanas, com progressão para carga parcial por 2 a 3 semanas adicionais, dependendo da evidência de consolidação na radiografia e do alívio da dor. Então, a progressão é feita para a carga completa. A carga deve ser realizada apenas quando não houver dor. A fisioterapia também deve ser efetuada, com foco no alongamento e no fortalecimento progressivos, uma vez que a carga seja retomada. Os pacientes podem ter de aguardar cerca de três meses para retornar a suas práticas esportivas.

Em pacientes jovens, as fraturas de compressão deslocadas são consideradas uma emergência cirúrgica.

Para fraturas no lado da tensão (orientação superior, com frequência transversal), alguns médicos preconizam a cirurgia tanto no caso de fraturas deslocadas como no de não-deslocadas. Outros defendem a pinagem cirúrgica somente para as fraturas deslocadas, com tensão lateral.

Se houver suspeita de tríade da atleta, as pacientes devem receber apoio nutricional e psicológico apropriados e encaminhamentos adequados.

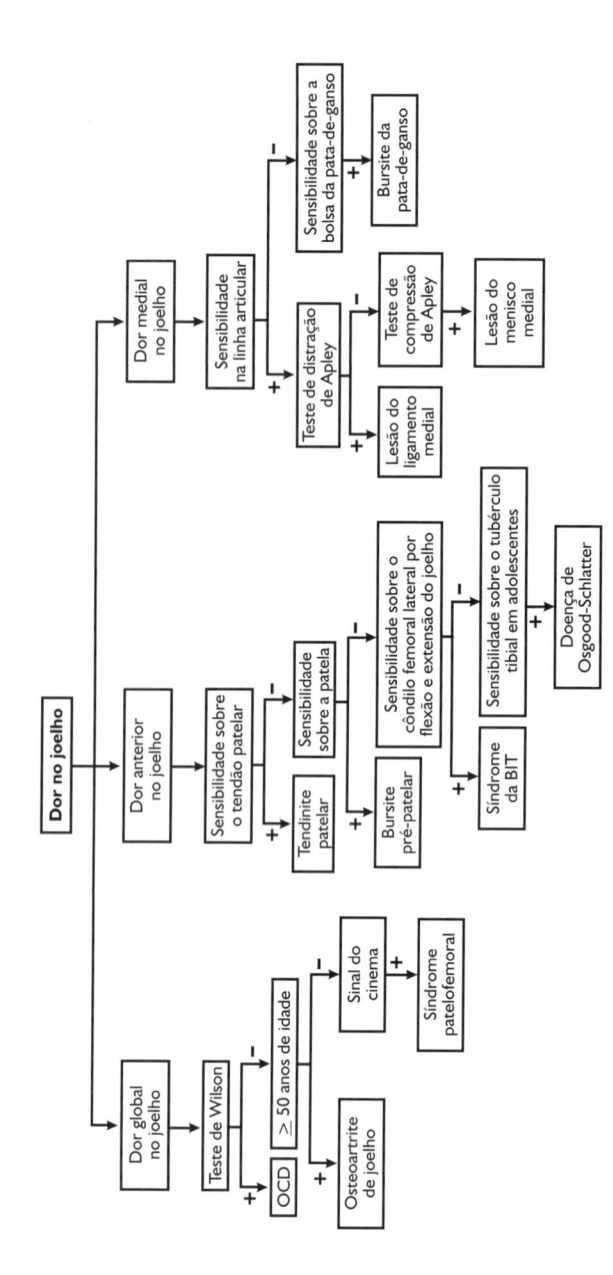

```
Dor no joelho
├── Dor global no joelho
│   └── Teste de Wilson
│       ├── + → OCD
│       └── − → ≥ 50 anos de idade
│           ├── + → Osteoartrite de joelho
│           └── − → Sinal do cinema
│               └── + → Síndrome patelofemoral
├── Dor anterior no joelho
│   └── Sensibilidade sobre o tendão patelar
│       ├── + → Tendinite patelar
│       └── − → Sensibilidade sobre a patela
│           ├── + → Bursite pré-patelar
│           └── − → Sensibilidade sobre o côndilo femoral lateral por flexão e extensão do joelho
│               ├── + → Síndrome da BIT
│               └── − → Sensibilidade sobre o tubérculo tibial em adolescentes
│                   └── + → Doença de Osgood-Schlatter
└── Dor medial no joelho
    └── Sensibilidade na linha articular
        ├── + → Teste de distração de Apley
        │   ├── + → Lesão do ligamento medial
        │   └── − → Teste de compressão de Apley
        │       └── + → Lesão do menisco medial
        └── − → Sensibilidade sobre a bolsa da pata-de-ganso
            └── + → Bursite da pata-de-ganso
```

BIT, banda iliotibial; OCD, osteocondrite dissecante.

7
Dor no joelho

> **Sinais e sintomas de alerta**
>
> *Quaisquer destes sinais e sintomas requerem avaliação urgente e intervenção apropriada:*
> Febre
> Calafrios
> Articulação quente e edemaciada
> Sintomas neurológicos progressivos
> Perda do pulso

OSTEOARTRITE DO JOELHO

A osteoartrite do joelho (OA) é uma causa muito comum de dor no joelho, particularmente em pacientes com mais de 55 anos de idade. A prevalência aumenta à medida que a idade avança. O compartimento medial (incluindo o platô tibial medial e o côndilo femoral medial) do joelho costuma ser mais afetado. Obesidade, história de lesão no joelho e fraqueza do quadríceps aumentam a probabilidade de desenvolvimento de OA do joelho.

Apresentação clínica

É comum os pacientes terem mais que 55 anos e se queixaram de dor no joelho com início insidioso. O lado medial ou os lados anterior e medial do joelho podem ficar mais dolorosos; entretanto, o joelho inteiro costuma estar doloroso. Em geral, a dor caracteriza-se por ser incômoda e contínua. Inicialmente, ela está presente apenas em atividades como subir e descer escadas (em particular ao descê-las).

À medida que a doença progride, a dor torna-se presente em atividades menos vigorosas, como caminhar por longas distâncias. O joelho também se torna rígido, e o paciente pode notar inchaço depois de atividades, relatando que o joelho leva "algum tempo para aquecer" após posicionar-se de pé e caminhar ou após acordar pela manhã. À medida que o paciente caminha, o joelho é aquecido e melhora. Entretanto, se caminhar "demais", a dor é exacerbada, limitando a deambulação.

Além disso, o paciente pode queixar-se de bloqueio, falseio ou rigidez, particularmente depois de permanecer sentado por muito tempo.

À medida que a doença se torna mais grave, a dor pode apresentar-se à noite, inclusive despertando o paciente de seu sono.

Exame físico

O paciente pode apresentar marcha antálgica, com favorecimento do lado assintomático. Um derrame leve pode estar presente, embora o calor e o inchaço de joelho devam levantar suspeitas para sepsia. A crepitação pode ser notada por extensão e flexão passiva do joelho. A linha articular pode estar sensível. Entretanto, não costuma existir um ponto doloroso que reproduza os sintomas do paciente. Ao contrário, a OA do joelho produz sintomas difusos. A comparação com o lado assintomático pode revelar leve atrofia de quadríceps.

Estudos diagnósticos

Radiografias devem ser obtidas (Fig. 7.1). A gravidade da OA nas radiografias nem sempre se correlaciona ao grau dos sintomas. Os achados característicos incluem estreitamento

Manual de medicina musculoesquelética **193**

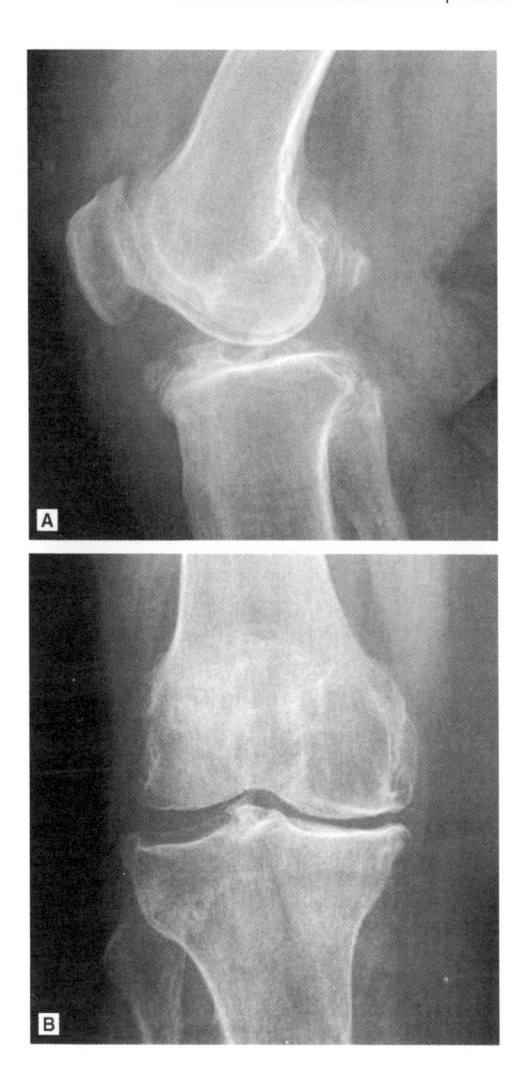

FIGURA 7.1 Radiografia da osteoartrite do joelho. (Reproduzida, com permissão, de Moskowitz et al. *Osteoarthritis Diagnosis and Medical/Surgical Management*. 4th ed. Philadelphia, Pa: Lippincott Williams & Wilkins, 2007.)

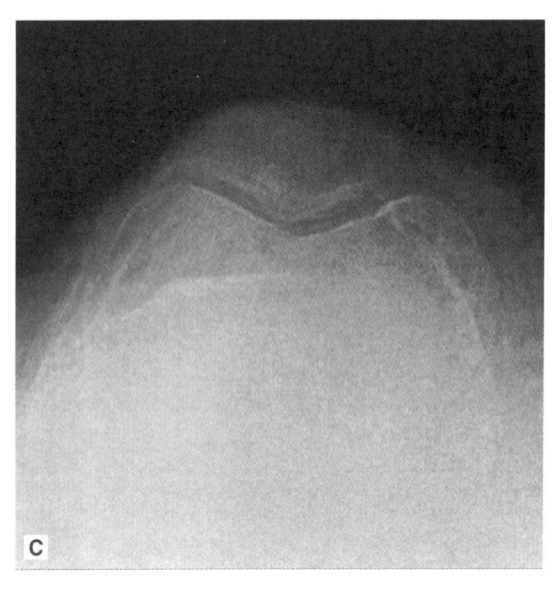

FIGURA 7.1 (CONTINUAÇÃO)

assimétrico do espaço articular, osteófitos, cistos subcondrais, entre outros. A linha articular medial costuma revelar grande parte dos casos de OA; entretanto, a visão em túnel também pode revelar osteófitos e outros achados. O lado lateral costuma apresentar achados de OA, mas não tão evidentes quanto os do lado medial.

Se houver suspeita de joelho séptico, deve ser executada a artrocentese, bem como exames apropriados (contagem de células, cristais, glicose, Gram, cultura, proteínas).

Tratamento

Deve-se iniciar a fisioterapia, que é o pilar do tratamento, com ênfase no fortalecimento do quadríceps. Os exercícios em cadeia fechada (o pé é fixado, como em um *leg press*) podem ser preferíveis para esse propósito, pois, neles, há menos força vertical em comparação aos exercícios em cadeia aberta (o pé não é fixado, como na extensão do joelho). A biomecânica da marcha também deve ser abordada pela fisioterapia.

Em suma, o paciente precisa manter-se ativo. Uma vez que o joelho está doloroso, a tendência é não forçá-lo. Entretanto, na OA, a cartilagem é degradada. Para que haja continuidade no fornecimento de nutrição à cartilagem restante, a carga e o movimento são essenciais. Se o paciente não utilizar a extremidade dolorosa, a cartilagem restante sofrerá rápida erosão e será muito difícil interromper o processo de maneira não-cirúrgica. Naturalmente, o paciente não deve forçar seu joelho quando tiver muita dor. Deve-se procurar um equilíbrio saudável.

Fármacos anti-inflamatórios não-esteroides (AINEs) e acetaminofen podem ser efetivos ao alívio da dor.

A suplementação oral com sulfato de glicosamina e condroitina também pode ser útil, embora sejam necessárias mais pesquisas para que se façam recomendações definitivas. Uma das vantagens desses suplementos é que eles parecem não ter o mesmo perfil de efeitos colaterais negativos dos AINEs.

A infiltração intra-articular de esteroide e anestésico é bastante útil para a redução dos sintomas (Fig. 7.2). Costuma ser feita às cegas, embora também possa ser feita sob orientação ultrassonográfica ou fluoroscópica para garantia do posicionamento ideal. Essas infiltrações em geral oferecem de 4 a 12 meses de alívio, podendo ser repetidas até três vezes por ano, conforme necessário. À medida que a doença progride, as infiltrações de esteroides tendem a tornar-se menos eficazes.

As infiltrações intra-articulares de ácido hialurônico também são muito efetivas para alguns pacientes com OA do joelho. É ideal que essas infiltrações sejam feitas em pacientes com OA do joelho de níveis leves a moderados. Elas serão menos efetivas quando a OA for grave. As infiltrações de ácido hialurônico costumam ser aplicadas uma vez por semana, du-

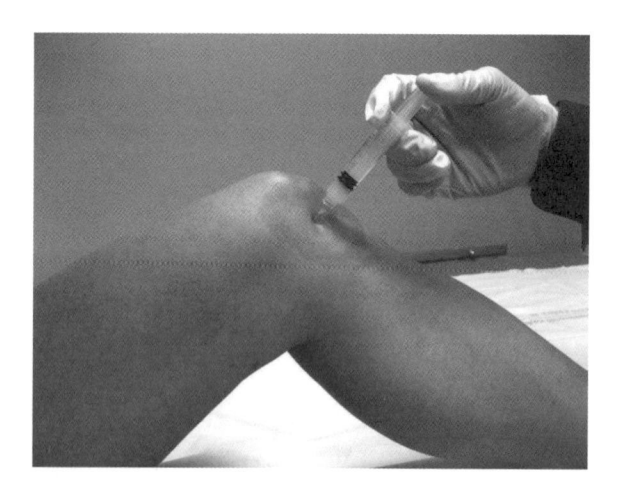

FIGURA 7.2 Infiltração intra-articular no joelho.

Infiltração intra-articular no joelho

Existem diversas abordagens para a articulação do joelho. As infiltrações intra-articulares podem ser executadas pelas vias lateral, ínfero-lateral, ínfero-medial, súpero-lateral ou súpero-medial. Os joelhos são diferentes entre si, e alguns podem ser infiltrados por diversas direções, dependendo de sua anatomia. Os autores deste livro preferem a abordagem ínfero-medial na maioria dos casos.

O primeiro passo é obter o consentimento informado do paciente. O paciente posiciona-se em supino, com o joelho flexionado por volta de 30 a 45°, de forma que seu pé esteja firme na mesa de exames. O médico passa suas mãos superiormente, por toda a tíbia, até que seus dedos parem sobre o platô tibial, no lado medial da patela.

Esse ponto é marcado. Os autores preferem usar agulha número 25, de 3,7 cm, 40 mg de acetato de triancinolona e 1 mL de lidocaína a 1%. Esteriliza-se o local marcado, usando três gazes com iodo e uma compressa com álcool. Usando a técnica estéril, direciona-se a agulha em paralelo ao solo, diretamente para dentro da articulação. Em linha reta, a agulha corre para dentro do côndilo femoral. Toca-se suavemente o osso e retrocede-se. Sempre se aspira antes da infiltração. Se for

> encontrado sangue durante a aspiração, deve-se reposicionar. Não deve haver nenhum aspirado na infiltração. Se houver derrame no joelho, primeiro deve-se fazer uma aspiração. (Leia o próximo parágrafo para mais detalhes sobre como efetuar uma aspiração.) Quando não houver aspirado e o injetado fluir suavemente, deve-se infiltrar. Retira-se o iodo com a compressa de álcool.
>
> Se houver derrame, ele deve ser aspirado da cavidade articular. A aspiração ajuda a aliviar os sintomas. Existem diversas formas de se efetuar uma aspiração. A forma que os autores preferem envolve o uso de agulhas número 22, com introdução na articulação. Para essa injeção, um *spray* anestésico deve ser usado. A articulação é, então, aspirada. A seringa é trocada com a agulha ainda posicionada na articulação. A nova seringa contém o injetado (40 mg de acetato de triancinolona e 4 mL de lidocaína a 1%). Um equipo de extensão pode ser empregado para facilitar a troca das seringas.

rante 3 a 5 semanas, dependendo da preparação usada. Elas podem ter de ser repetidas uma vez a cada seis meses.

Quando as medidas conservadoras agressivas falham, existem diversas opções cirúrgicas disponíveis, incluindo artroscopia e osteotomia. O tratamento cirúrgico mais comum e mais efetivo é a artroplastia total do joelho. Na população correta de pacientes, esse procedimento aumenta a qualidade de vida de forma significativa.

RUPTURA MENISCAL

Os meniscos são coxins fibrocartilagíneos que servem como amortecedores para a articulação do joelho. O menisco medial tem uma forma que lembra um crescente, enquanto o menisco lateral é mais circular. Apenas a periferia dos meniscos (terço externo) recebe suprimento sanguíneo. As rupturas nessa zona são chamadas de rupturas "vermelhas". Rupturas nos dois terços centrais são chamadas de rupturas "brancas". As rupturas vermelhas têm mais probabilidade de cura por cuidados conservadores.

Apresentação clínica

Geralmente, dois tipos de pacientes apresentam-se com rupturas meniscais: pacientes jovens com dor aguda e pacientes idosos com rupturas degenerativas, que ocorrem de forma gradual.

Os pacientes jovens em geral têm menos de 50 anos. Eles relatam história de lesão aguda, como torção com o joelho em posição flexionada, que pode ocorrer, por exemplo, durante uma pivotagem no basquetebol ou no futebol. Após a lesão, relatam início da dor, edema e/ou rigidez. Algumas vezes, a dor inicia logo após a lesão. Outras vezes, pode não ser notada até mais tarde. Os pacientes podem queixar-se de "bloqueio" ou "falseio". O apoio, o ato de erguer-se de uma posição sentada e o de subir escadas podem exacerbar os sintomas. Costuma ocorrer edema leve um dia após a lesão. Os pacientes podem localizar sua dor nos aspectos medial ou lateral do joelho. Por vezes, pode haver dificuldade para a identificação do local exato da dor.

Os pacientes idosos em geral têm mais de 50 anos. Eles apresentam-se com início insidioso dos sintomas. Algumas vezes, recordam-se de história de trauma no joelho (p. ex., torção), entretanto, a lesão não precipita os sintomas imediatamente. Esses podem incluir dor, bloqueio, trancamento e/ou falseio.

Exame físico

Um derrame pode estar presente. Os achados clássicos descrevem sensibilidade da linha articular, com reprodução de sintomas. O teste de McMurray e o teste de compressão e distração de Apley são muito úteis para a avaliação das lesões meniscais. No teste de McMurray (Fig. 7.3), o paciente posiciona-se em supino, com quadril e joelho completamente flexionados. O médico então gira a tíbia do paciente externamente, aplicando uma força em valgo e estendendo seu

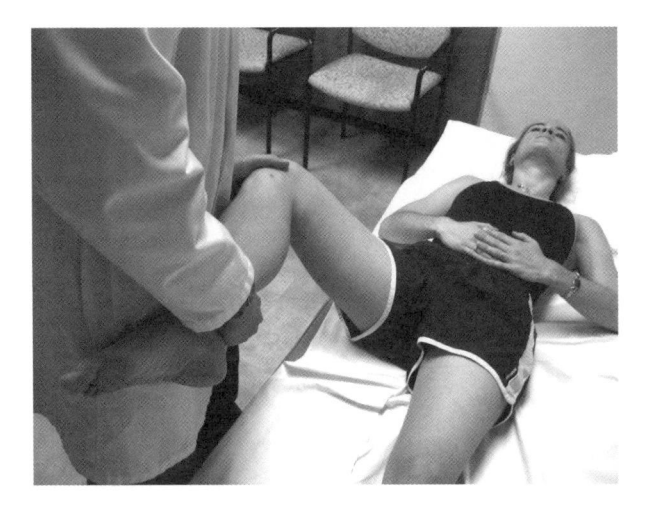

FIGURA 7.3 Teste de McMurray.

joelho para avaliar o menisco medial. Para avaliar o menisco lateral, o médico gira a tíbia internamente, aplicando uma força em varo, enquanto estende o joelho. Um estalo ou um clique palpável são indicativos de ruptura meniscal.

No teste de compressão e distração de Apley (Fig. 7.4A e B), o paciente posiciona-se em decúbito ventral, com o joelho flexionado em 90°. O médico estabiliza a coxa do paciente com uma das mãos e, com a outra, gira interna e externamente a tíbia deste enquanto aplica uma força compressiva (levando a tíbia do paciente *para* a mesa). Então aplica uma força de tração à tíbia (puxando-a para *fora* da mesa). Se o paciente apresentar reprodução de sintomas com as rotações compressivas interna e externa, mas não com a tração, uma lesão meniscal é provável. No entanto, se os sintomas forem reproduzidos por tração, pode haver uma lesão ligamentar, pois, em tração, os meniscos *não suportam carga* e, por isso, não devem causar dor.

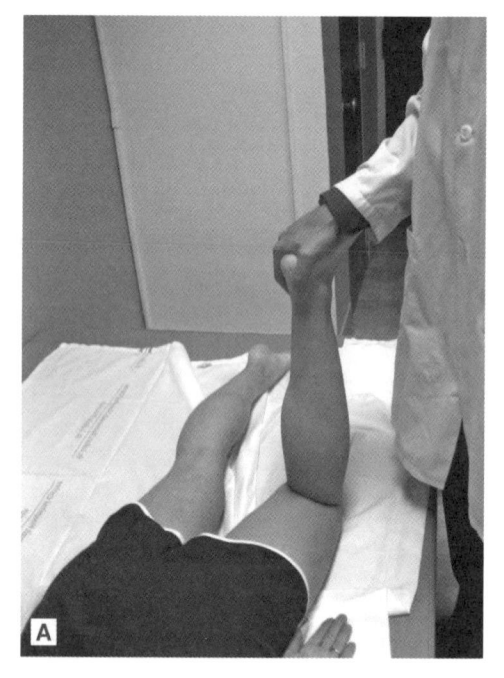

FIGURA 7.4 (A) Teste de compressão de Apley.

Pacientes com suspeita de lesões de meniscos também devem ser avaliados para instabilidade ligamentar. As lesões do ligamento cruzado anterior (LCA), em particular, costumam ocorrer por rupturas meniscais mediais agudas.

Estudos diagnósticos

Radiografias devem ser obtidas para o afastamento de uma anormalidade óssea. A ressonância magnética (RM) pode ser obtida em confirmação ao diagnóstico, no caso de dúvidas. A RM pode auxiliar no prognóstico, com base no tamanho,

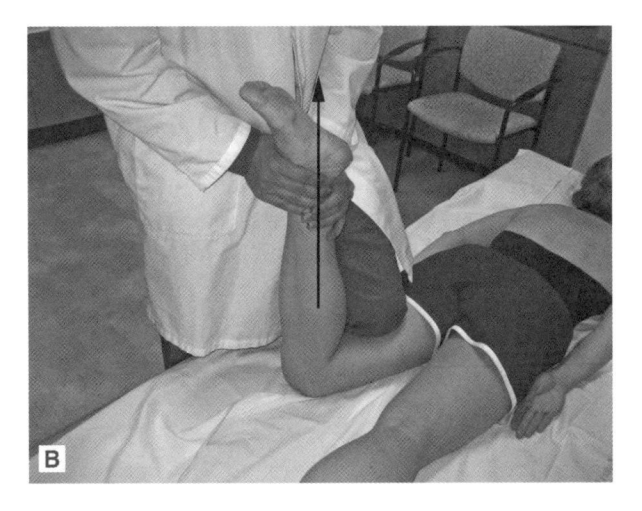

FIGURA 7.4 (CONTINUAÇÃO) (B) Teste de distração de Apley.

no tipo e no local da ruptura. Além disso, se cirurgia estiver sendo cogitada, a RM é obrigatória.

Tratamento

No início, lesões agudas podem ser tratadas com proteção, repouso, gelo, compressão e elevação. Se os sintomas persistem de 1 a 2 semanas, sem melhora, realiza-se fisioterapia com foco na amplitude de movimento precoce, com progressão para exercícios de fortalecimento do quadríceps e dos isquiotibiais. Esse procedimento é efetivo. O fortalecimento do quadríceps deve começar com exercícios de cadeia fechada. Se um derrame estiver presente e for significativo, a aspiração pode aliviar os sintomas. Embora haja controvérsia, alguns médicos defendem a aplicação de uma infiltração de corticosteroides e anestésicos na articulação caso os sintomas persistam após 4 a 6 semanas de cuidados conservadores.

As rupturas degenerativas e crônicas também são tratadas inicialmente com fisioterapia.

Pacientes com rupturas no centro avascular "branco" do menisco podem requerer intervenção cirúrgica precoce. Aqueles com rupturas em alça-de-balde também podem necessitar de cirurgia. Como nas outras condições, sintomas graves e debilitantes podem exigir intervenções cirúrgicas mais precoces. Os riscos do adiamento da cirurgia incluem a possibilidade de que a ruptura venha a expandir-se. Naturalmente, a cirurgia apresenta riscos, como a possibilidade de aumento de osteoartrite no futuro. As opções cirúrgicas artroscópicas incluem meniscectomia parcial e/ou reparo.

LESÃO LIGAMENTAR

O LCA, o ligamento cruzado posterior (LCP), o ligamento colateral medial (LCM) e o ligamento colateral lateral (LCL) oferecem suporte ao joelho. Os padrões de lesão são bastante previsíveis. As lesões do LCA resultam de hiperextensão ou torção e costumam ocorrer em combinação a lesões meniscais mediais. As lesões do LCM ocorrem após uma força em valgo, sem rotação. As lesões do LCL ocorrem após uma força em varo. As lesões do LCP são menos comuns, mas costumam ocorrer após acidentes de carro, nos quais o joelho bate contra o painel, ou em situações de hiperflexão pura do joelho. Essa lesão pode vir associada a outra, como a ruptura do LCA.

Apresentação clínica

Os pacientes costumam relatar uma lesão específica, durante um evento esportivo, podendo referir um "estalo" audível no momento da lesão. Dor e edema estão presentes e pioram, ao passar do dia.

Após uma ruptura de LCA, os pacientes podem relatar instabilidade. As rupturas do LCP podem resultar na sensação de instabilidade no joelho.
A instabilidade não é comum após um estiramento isolado do LCM ou do LCL.

Exame físico

Equimose e derrame podem estar presentes. A amplitude de movimento costuma estar limitada.

Os achados clássicos incluem dúvidas sobre a estabilidade do ligamento. Junto com os testes, deve-se comparar o lado assintomático deve ser comparado ao sintomático. A presença de um ponto final frouxo no lado sintomático, em comparação ao assintomático, indica que o teste é positivo.

O LCA é avaliado pelo teste de Lachman e pelo teste da gaveta anterior. O teste de Lachman (Fig. 7.5) é mais sensível para rupturas de LCA. Nesse teste, o joelho é flexionado em 20 a 30°. O médico estabiliza o fêmur do paciente com uma mão e puxa a tíbia anteriormente com a outra.

No teste da gaveta anterior (Fig. 7.6), o médico flexiona o joelho do paciente em 90° e senta-se sobre os pés deste, estabilizando-o. Então, coloca as mãos na parte superior da panturrilha do paciente, puxando a tíbia em sua direção. O LCM e o LCL são avaliados por aplicação de estresses em valgo e em varo, respectivamente, com o joelho em 20° de flexão (para relaxamento da cápsula articular) e, também, em extensão completa.

O LCP é avaliado pelo teste da gaveta posterior. Nesse teste, o paciente posiciona-se em decúbito dorsal, com o joelho em 90° de flexão. O médico senta-se sobre o pé do paciente, estabilizando-o, e empurra a tíbia posteriormente.

Os ligamentos devem ser palpados ao se procurar a dor, a qual costuma estar presente (exceto no caso de uma ruptura de LCP).

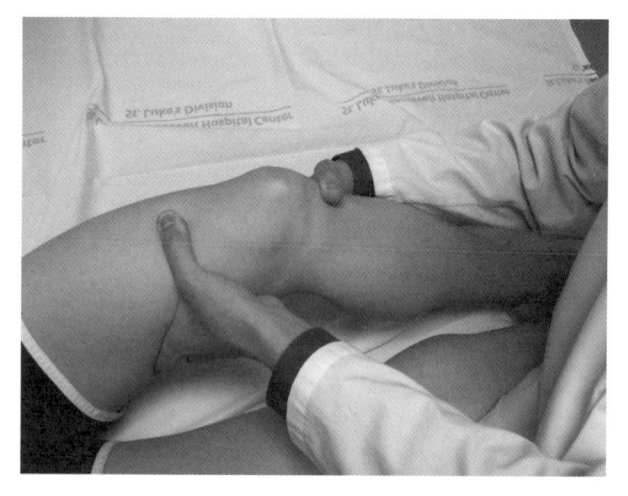

FIGURA 7.5 Teste de Lachman.

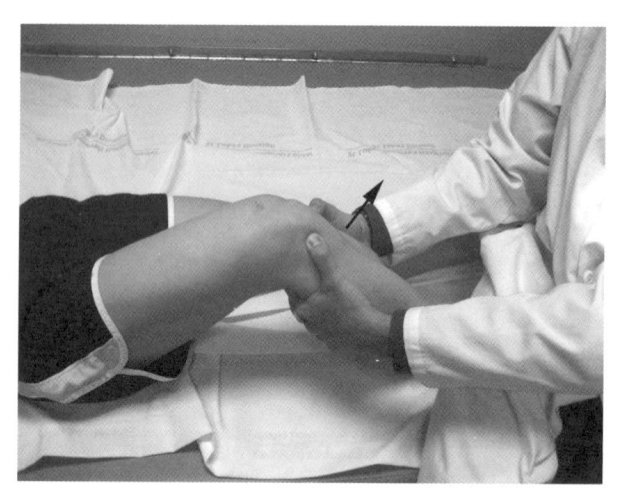

FIGURA 7.6 Teste da gaveta anterior.

Estudos diagnósticos

Radiografias devem ser obtidas para o afastamento de suspeita de alguma anormalidade óssea, em particular uma fratura por avulsão.

A RM não costuma ser indicada, mas pode ser útil para confirmação do diagnóstico e afastamento de suspeita de lesões associadas. Além disso, se a cirurgia estiver sendo cogitada, a RM é indicada.

Tratamento

Se um derrame grande estiver presente, a aspiração é útil para o alívio da dor.

Pacientes com lesão do LCA devem ser tratados, inicialmente, com proteção, repouso, gelo, compressão e elevação. Os exercícios de amplitude de movimento devem ser iniciados de forma precoce. Um programa estruturado de fisioterapia, com foco na flexibilidade e no fortalecimento da musculatura circundante, é muito útil. A decisão de prosseguir para uma cirurgia é baseada na extensão da lesão, nas demais lesões presentes e no nível de funcionamento e expectativas do paciente. Se ele for um atleta que quer retornar às competições, a cirurgia pode ser necessária. Para pacientes idosos ou para aqueles que desejam evitar cirurgia por causa de comorbidades, a imobilização funcional pode ser útil.

Pacientes com rupturas isoladas do LCM costumam ser tratados de modo conservador, com proteção, repouso, gelo, compressão e elevação, muletas e/ou imobilizador, se necessário, além de fisioterapia.

Pacientes com rupturas do LCL são tratados não-cirurgicamente, com exceção das rupturas de Grau III, que costumam requerer intervenção cirúrgica.

Pacientes com rupturas do LCP normalmente apresentam lesões associadas, e isso deve ser considerado no tratamento. Para aqueles com rupturas isoladas do LCP, proteção, repouso, gelo, compressão, elevação e fisioterapia costumam constituir um tratamento suficiente.

SÍNDROME PATELOFEMORAL

A síndrome patelofemoral (SPF) é caracterizada por sua diversidade de sintomas e patologias. Historicamente, o termo *condromalacia* já foi usado para descrevê-la. Entretanto, condromalacia refere-se a alterações patológicas presentes na superfície articular da patela, as quais podem ou não estar presentes. As causas exatas e os mecanismos patológicos da SPF ainda são controversos. Antigamente, acreditava-se que o mau alinhamento anatômico da patela desempenhava um papel primário nessa condição. Embora o alinhamento da patela possa ser uma característica importante de alguns pacientes, fatores como fraqueza do quadríceps e sobrecarga da patela são considerados igualmente ou mais importantes para outros.

Apresentação clínica

Os pacientes costumam ter menos de 45 anos (embora possam ser mais velhos). Queixam-se de dor anterior no joelho, que piora em atividades com carga. Costumam relatar dor após terem permanecido sentados por muito tempo (o que é chamado de sinal do cinema positivo). No início, alguns notam os sintomas apenas quando fazem exercícios intensos, como agachamentos, subidas de degraus ou corridas. Outros notam os sintomas apenas depois de completarem atividades vigorosas. Se os sintomas não forem abordados, sua tendência é piorar. Com menos frequência, pode haver queixas de bloqueios ou falseios.

Exame físico

No exame, geralmente não se encontra um derrame.

O aumento de ângulo Q e o alinhamento lateral da patela podem estar presentes. O ângulo Q é medido com o paciente sentado e com o joelho completamente estendido. Uma linha imaginária é traçada a partir da espinha ilíaca ânterosuperior até o centro da patela. Uma segunda linha é traçada desde a parte superior do centro da patela até a tuberosidade tibial. O ângulo superior criado pela interseção dessas linhas é o ângulo Q (Fig. 7.7). Em homens, um ângulo Q normal

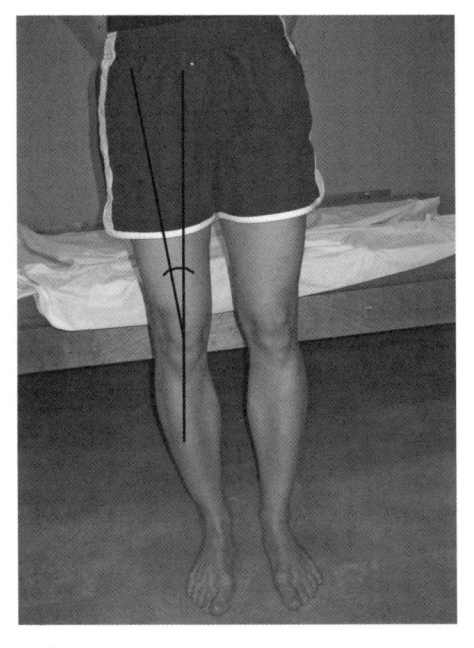

FIGURA 7.7 Ângulo Q.

tem de 10 a 15°. Em mulheres, pode ser de até 20°. Se o ângulo Q estiver aumentado ou se a patela alinhar-se lateralmente durante a extensão e a flexão do joelho, o mau alinhamento patelar pode necessitar tratamento.

Outro teste efetivo para a SPF é fazer com que o paciente posicione-se em supino e palpar a superfície da parte anterior da patela.

Os pacientes com SPF costumam apresentar dor com essa manobra.

Estudos diagnósticos

Radiografias não costumam ser obtidas, mas podem auxiliar no afastamento de suspeita de condições como a OA.

Tratamento

A base do tratamento para a SPF é gelo e fisioterapia. Esta deve focalizar o fortalecimento do quadríceps, com uso de exercícios cinéticos de cadeia fechada, como agachamentos modificados. Os levantamentos da perna reta também são apropriados. O alongamento deve ter foco no quadríceps, nos isquiotibiais e na banda iliotibial.

O enfaixamento também pode ser útil para alguns pacientes. Uma tira infrapatelar pode ser usada, em particular durante atividades esportivas.

A intervenção cirúrgica geralmente não é necessária, mas existem opções, como troca da superfície patelar e liberação lateral.

SÍNDROME DA BANDA ILIOTIBIAL

A banda iliotibial (BIT) é uma banda fibrosa densa de tecidos que se origina da espinha ilíaca ântero-superior e corre, inferiormente, ao longo da superfície lateral da coxa, cruzando o joelho e inserindo-se no tubérculo de Gerdy, na tíbia lateral. Durante extensão e flexão do joelho, a BIT desliza sobre o côndilo femoral lateral (proximal ao joelho).

Apresentação clínica

Os pacientes dessa condição costumam participar de atividades que envolvem a flexão e a extensão repetitiva do joelho. Ela é mais comum em corredores de longa distância (alguns médicos chamam essa síndrome de "joelho do corredor"). Os pacientes queixam-se de dor ântero-lateral no joelho, que se exacerba com a corrida. A batida do calcanhar, em particular, pode ser dolorosa. A subida de degraus também pode ser dolorosa. Um estalo audível pode estar presente no joelho durante caminhada e/ou corrida.

Exame físico

No exame, é característica a sensibilidade à palpação sobre o côndilo femoral lateral. A sensibilidade em um ponto específico pode ser mais evidente durante a flexão e a extensão do joelho.

Estudos diagnósticos

Nenhum exame costuma ser solicitado.

Tratamento

Gelo, repouso relativo e fisioterapia com foco no alongamento da BIT é o tratamento de primeira linha. Modalidades e mobilização de tecidos moles podem ser úteis durante a fisioterapia, no período doloroso agudo. Os pacientes que apresentam dor persistente, apesar dos cuidados conservadores, podem responder bem a infiltrações com esteroide e anestésico no ponto de sensibilidade máxima. A colocação de órteses também pode ser necessária para a correção de pronação excessiva, quando presente.

A síndrome da BIT recorrente requer investigação adicional para que se determinem os fatores biomecânicos contribuintes. As atividades ofensivas do paciente (p. ex., corrida) devem ser investigadas. O paciente pode ter de alterar sua passada na corrida.

TENDINITE PATELAR (JOELHO DO SALTADOR)

A tendinite patelar é uma lesão decorrente do uso excessivo dos músculos extensores do joelho. Os pacientes costumam praticar esportes com saltos ou chutes. O tendão patelar insere-se na tuberosidade tibial e permite que o quadríceps estenda a perna.

Apresentação clínica

Em geral, os pacientes têm menos de 40 anos, apresentando-se com dor anterior no joelho, que é exacerbada ao subir escadas, ao agachar-se e ao praticar esportes como futebol, voleibol, basquetebol e atletismo.

Exame físico

O achado fundamental do exame é a sensibilidade em um ponto sobre o tendão do quadríceps, com reprodução de sintomas. A extensão do joelho contra resistência também pode reproduzi-los.

Estudos diagnósticos

Nenhum exame costuma ser indicado.

Tratamento

Repouso relativo, gelo e fisioterapia são a base do tratamento. A fisioterapia utiliza modalidades, mobilização de tecidos moles e exercícios de alongamento e fortalecimento. AINEs e cremes analgésicos tópicos costumam ser úteis, em particular na fase aguda da lesão.

Infiltrações de esteroides não são indicadas, pois podem levar à ruptura do tendão. O joelho não deve ser imobilizado, porque podem ocorrer enrijecimento adicional da articulação e atrofia dos músculos.

BURSITE DA PATA-DE-GANSO

A pata-de-ganso demarca o local onde três tendões se inserem no joelho, medialmente. Esses tendões são o sartório, o grácil e o semitendíneo. Eles podem ser lembrados pela abreviatura "SGS". A bolsa que cobre esse local é propensa a inflamações, particularmente em pacientes com diabete e com história de lesão de LCM e/ou OA medial precoce. A obesidade também aumenta o risco para bursite da pata-de-ganso.

Apresentação clínica

Os pacientes costumam relatar dor medial no joelho, acima da bolsa da pata-de-ganso. A dor pode ser exacerbada ao subir escadas. Os pacientes podem notar edema sobre a bolsa; entretanto, este é menos comum do que em outros locais de bursite.

Exame físico

A sensibilidade em um ponto específico acima da pata-de-ganso, a cerca de 5 cm abaixo da linha articular ântero-medial (Fig. 7.8), é o achado clássico. Também pode haver um derrame nesse local.

Estudos diagnósticos

Nenhum exame costuma ser solicitado. Se a dor for crônica, as radiografias podem ser obtidas para o afastamento da suspeita de alguma anormalidade óssea.

Tratamento

A base do tratamento é gelo, analgésicos tópicos e correção dos desequilíbrios musculares por meio de fisioterapia. A infiltração intrabursal de esteroide e anestésico é útil para casos resistentes ou graves (Fig. 7.9). Ela pode ser aplicada sob a

---

Infiltração na bolsa da pata-de-ganso

Depois da obtenção do consentimento informado do paciente, identifica-se o ponto de sensibilidade máxima sobre a bolsa da pata-de-ganso. Os autores preferem usar agulha número 25, 40 mg de acetato de triancinolona e 2 mL de lidocaína a 1%. Marca-se o local de sensibilidade máxima. Esteriliza-se a área usando três *swabs* com iodo e uma compressa com álcool. Usando a técnica estéril, direciona-se a agulha perpendicularmente ao ponto marcado. Sempre se aspira antes de infiltrar. Se for encontrado sangue durante a aspiração, deve-se reposicionar. Se houver um aspirado, ele não pode ser sanguinolento. Quando não houver aspirado e o injetado fluir suavemente, deve-se infiltrar. Retira-se o iodo com a compressa de álcool. Se houver derrame, deve-se aspirar primeiramente com o uso de uma agulha número 22 de 4 cm e de uma seringa vazia. Após, troca-se essa seringa por uma com injetado e, então, infiltra-se.

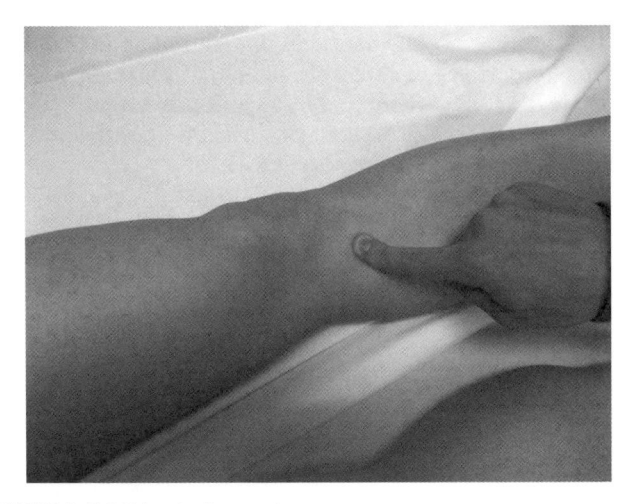

FIGURA 7.8 Palpação da pata-de-ganso.

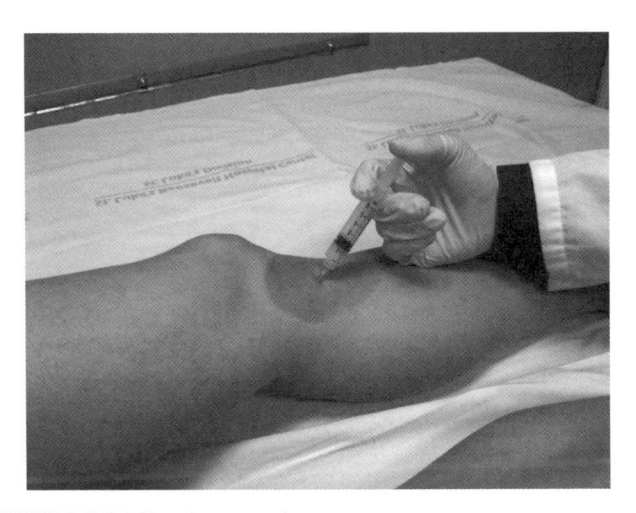

FIGURA 7.9 Infiltração na pata-de-ganso.

orientação de ultrassom, para o posicionamento ideal da agulha, ou no local de sensibilidade máxima. Obviamente, deve haver cuidado para que não se infiltre dentro de um tendão. Se houver derrame, a aspiração deve ser executada em primeiro lugar e, se o fluido parecer séptico, deve ser enviado para exames. Nesse caso, esteroides não devem ser infiltrados até que a hipótese de sepse seja descartada.

BURSITE PRÉ-PATELAR

Uma bolsa está localizada entre a patela e a pele. Em pacientes que permanecem muito tempo de joelhos (p. ex., empregadas domésticas), essa bolsa pode inflamar. É importante considerar a sepse como possível causa da bursite, para que ela não seja ignorada.

Apresentação clínica

O paciente pode relatar história de ajoelhamento repetitivo ou ter caído sobre os joelhos. Os pacientes reclamam de dor anterior no joelho, podendo queixar-se de edema e vermelhidão. A caminhada e a subida de degraus podem exacerbar os sintomas. O ato de ajoelhar-se é particularmente doloroso.

Exame físico

O achado clássico é a sensibilidade sobre a bolsa pré-patelar. O edema e o calor também podem ser observados, devendo levantar suspeitas imediatas para a existência de bursite séptica.

Estudos diagnósticos

Nenhum exame é rotineiramente indicado. Entretanto, um baixo limiar de suspeita clínica deve ser mantido para a bursite séptica. Se esta for cogitada, o fluido bursal deve ser aspirado e enviado para laboratório (p. ex., tingimento com Gram, cultura, leucograma).

Tratamento

A bursite séptica pode ser tratada com antibióticos orais apropriados, se leve, ou por via intravenosa, se grave. Os patógenos mais comuns são o *Staphylococcus aureus* e o *Streptococcus*. Esses patógenos podem ser tratados empiricamente e, a partir disso, os antibióticos podem ser alterados, dependendo dos resultados da cultura do fluido e da sensibilidade.

A bursite pré-patelar não-séptica responde bem a gelo, analgésicos tópicos e fisioterapia. A infiltração de esteroide e anestésico também pode ser muito útil.

OSTEOCONDRITE DISSECANTE

Na osteocondrite dissecante (OCD), um fragmento osteocondral se separa da superfície articular. O osso subjacente mantém sua vascularização, distinguindo a OCD da osteonecrose, na qual a vascularização do osso subjacente é comprometida. No joelho, a OCD costuma ocorrer com mais frequência no aspecto póstero-lateral do côndilo femoral medial. Acredita-se que a OCD no joelho seja causada sobretudo por trauma repetitivo durante a rotação interna tibial, entre a tíbia e o aspecto lateral do côndilo femoral medial.

Apresentação clínica

Os pacientes apresentam-se com dor mal definida no joelho. Os sintomas costumam apresentar início insidioso. À medida que eles progridem, a dor pode tornar-se mais constante e os pacientes podem queixar-se de falseios e/ou bloqueio do joelho. Em geral, falseio e/ou o bloqueio indicam a existência de uma lesão grave, que progrediu para um corpo livre.

Exame físico

Pode ou não haver derrame. Com o joelho flexionado em 90°, a palpação do côndilo femoral medial costuma reproduzir dor. O teste de Wilson deve ser executado. Nesse teste, o paciente posiciona-se em supino e seu quadril e joelho são flexionados passivamente até 90°. O teste é positivo quando o paciente apresentar dor com o joelho girado em posição interna, com 20 a 30° de extensão e nenhuma dor quando o joelho for girado externamente. Deve-se salientar que esse teste identifica apenas a OCD do côndilo femoral medial (local onde ocorre no joelho em mais ou menos 80% dos casos).

Estudos diagnósticos

Radiografias devem ser obtidas, podendo revelar a lesão da OCD, em forma de luminosidade. A RM com contraste também deve ser obtida, em particular se uma intervenção cirúrgica estiver sendo cogitada.

Tratamento

O tratamento depende do estágio da lesão e da maturidade esquelética do paciente. Pacientes esqueleticamente imaturos (p. ex., meninas com menos de 11 anos, meninos com menos de 13 anos) tendem a melhorar com cuidados não-operatórios. Entretanto, se os sintomas persistirem apesar dos cuidados conservadores por mais de seis meses ou se houver corpos livres, uma intervenção cirúrgica deve ser seriamente considerada. Se a maturidade esquelética já tiver sido alcançada, mas a lesão for pequena, estável e vascularizada, o cuidado não-cirúrgico, incluindo a modificação de atividades (de forma que o joelho não fique doloroso durante elas), muletas, se necessário, gelo e, às vezes, um imobilizador de joelho, pode ser apropriado.

Pacientes que já alcançaram a maturidade esquelética e têm uma lesão grande, instável e avascular costumam responder melhor à cirurgia, entretanto, essa decisão é tomada, clinicamente, com base nos sintomas, bem como na anatomia. Existem muitas opções cirúrgicas, como perfuração subcondral artroscópica, fixação com pinos ósseos, transplante de condrócitos autólogos e mosaicoplastia osteocondral autóloga. Os pacientes devem discutir todos os riscos e benefícios desses procedimentos com seu cirurgião.

DOENÇA DE OSGOOD-SCHLATTER

A doença de Osgood-Schlatter é uma das causas mais comuns de dor anterior no joelho em jovens ativos, entre 8 e 15 anos de idade. Acredita-se que essa condição seja uma lesão de tração da cartilagem, no centro de ossificação secundária do tubérculo tibial, onde o tendão patelar insere-se, resultando de extensão repetitiva do joelho e causando fraturas de estresse subagudas.

Apresentação clínica

Os pacientes têm entre 8 e 15 anos de idade e queixam-se de dor anterior no joelho, que piora com atividades como corrida e saltos. Os pacientes relatam a participação em atividades esportivas, como futebol, dança, futebol americano, basquetebol, voleibol ou ginástica. Os sintomas costumam desenvolver-se de forma gradual, piorando com o passar do tempo.

Exame físico

O achado fundamental no exame é a dor em um ponto específico, acima do tubérculo tibial (Fig. 7.10). Também pode haver edema nessa região.

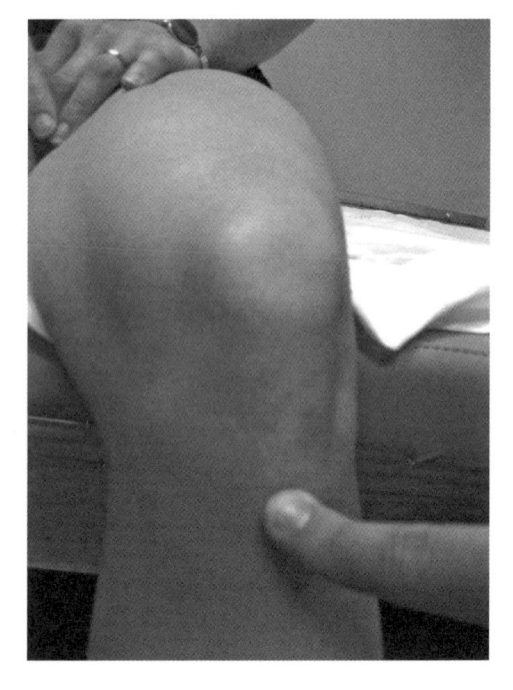

FIGURA 7.10 Dor sobre o tubérculo tibial na doença de Osgood-Schlatter.

Estudos diagnósticos

Radiografias devem ser obtidas. Os filmes podem estar normais ou mostrar alterações consistentes com edema de tecidos moles. Os casos graves podem revelar fragmentação radiodensa do tubérculo tibial. Uma RM pode ser obtida, porém não costuma ser solicitada.

Tratamento

A orientação e a modificação das atividades são os pontos mais importantes do tratamento. As atividades devem ser limitadas a práticas que não sejam dolorosas. Deve-se aplicar gelo depois das atividades durante 4 a 8 semanas, mesmo que não tenham sido dolorosas. A fisioterapia pode ser útil, devendo enfatizar o alongamento do quadríceps, dos isquiotibiais e da banda iliotibial. Um imobilizador de joelho pode ser usado para ajudar na facilitação do retorno às práticas esportivas depois de 6 a 8 semanas de repouso relativo.

Em casos raros, quando os sintomas persistem apesar de repouso e cuidados conservadores, é necessária a remoção cirúrgica da porção ossificada fragmentada e dolorosa do tubérculo.

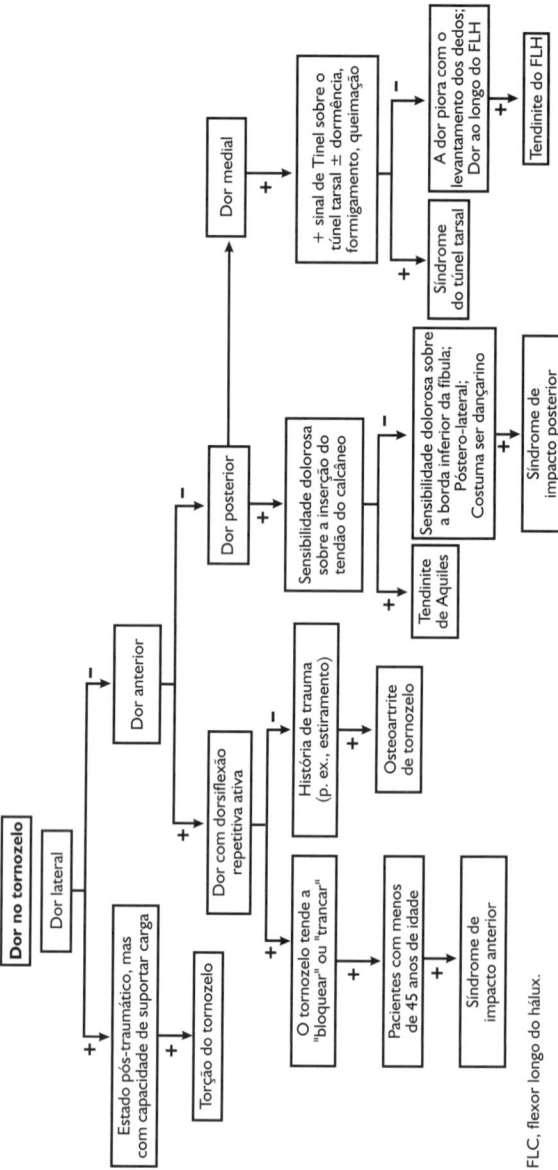

```
Dor no tornozelo
├── Dor lateral
│   ├── + → Estado pós-traumático, mas com capacidade de suportar carga
│   │       └── + → Torção do tornozelo
│   └── − → Dor anterior
│           ├── + → Dor com dorsiflexão repetitiva ativa
│           │       ├── − → História de trauma (p. ex., estiramento)
│           │       │       └── − → Osteoartrite de tornozelo
│           │       └── + → O tornozelo tende a "bloquear" ou "trancar"
│           │               └── + → Pacientes com menos de 45 anos de idade
│           │                       └── + → Síndrome de impacto anterior
│           └── − → Dor posterior
│                   ├── + → Sensibilidade dolorosa sobre a inserção do tendão do calcâneo
│                   │       ├── + → Tendinite de Aquiles
│                   │       └── − → Sensibilidade dolorosa sobre a borda inferior da fíbula; Póstero-lateral; Costuma ser dançarino
│                   │               └── + → Síndrome de impacto posterior
│                   └── − → Dor medial
│                           └── + sinal de Tinel sobre o túnel tarsal ± dormência, formigamento, queimação
│                                   ├── + → Síndrome do túnel tarsal
│                                   └── − → A dor piora com o levantamento dos dedos; Dor ao longo do FLH
│                                           └── + → Tendinite do FLH
```

FLC, flexor longo do hálux.

8

Dor no tornozelo e no pé

> **Sinais e sintomas de alerta**
>
> *Quaisquer destes sinais e sintomas requerem avaliação urgente e intervenção apropriada:*
> Febre
> Calafrios
> Articulação quente e edemaciada
> Sintomas neurológicos progressivos
> Perda do pulso

ENTORSE DO TORNOZELO

As torções do tornozelo são um problema musculoesquelético muito comum, respondendo por cerca de 75% das lesões do tornozelo. Elas são a lesão mais comum em práticas esportivas, sendo relativamente comuns na população em geral. O ligamento talofibular anterior (LTFA) é o que mais costuma ser lesionado, sendo seguido pelo ligamento calcaneofibular (LCF). O ligamento talofibular posterior é lesionado somente em estiramentos graves.

Torções de Grau I indicam estiramento do LTFA e, muitas vezes, também do LCF. Torções de Grau II indicam ruptura parcial do LTFA e estiramento do LCF. Torções de Grau III apontam ruptura completa do LTFA e do LCF e ruptura parcial do LTFP.

O ligamento deltoide medial é uma estrutura forte e densa que raramente sofre lesão.

Dor no pé

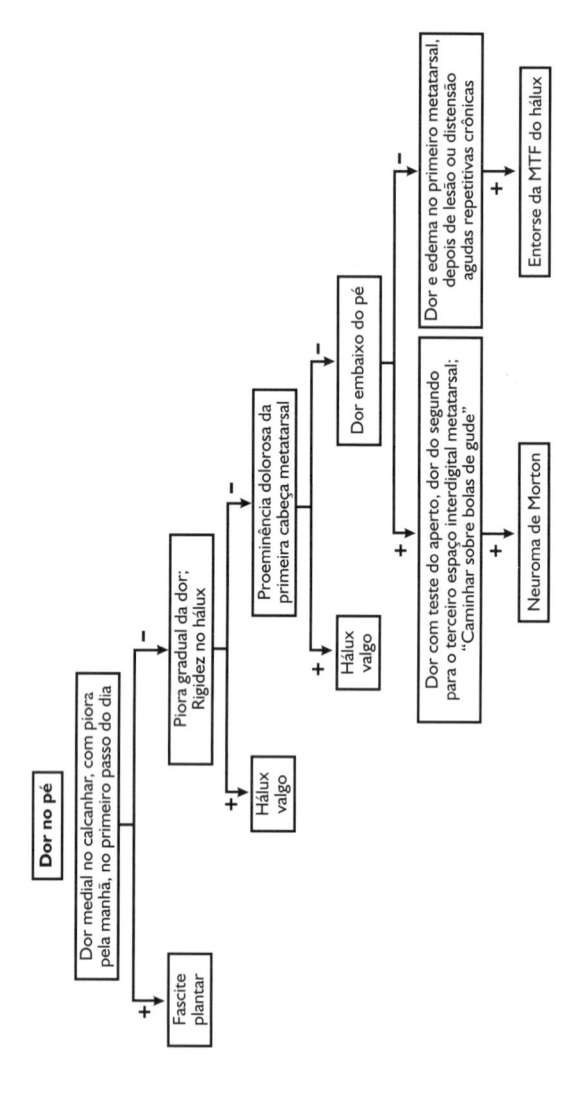

- Dor medial no calcanhar, com piora pela manhã, no primeiro passo do dia
  - **+** → Fascite plantar
  - **−** → Piora gradual da dor; Rigidez no hálux
    - **+** → Hálux valgo
    - **−** → Proeminência dolorosa da primeira cabeça metatarsal
      - **+** → Hálux valgo
      - **−** → Dor embaixo do pé
        - **−** → Dor e edema no primeiro metatarsal, depois de lesão ou distensão agudas repetitivas crônicas → Entorse da MTF do hálux
        - **+** → Dor com teste do aperto, dor do segundo para o terceiro espaço interdigital metatarsal; "Caminhar sobre bolas de gude" → Neuroma de Morton

É importante que as torções do tornozelo sejam diagnosticadas e tratadas de forma apropriada, a fim de que se promova a prevenção da instabilidade e da dor crônicas nessa região.

Apresentação clínica

Os pacientes geralmente referem uma lesão proveniente de queda sobre o próprio pé. No questionário específico, relatam que o tornozelo estava em flexão plantar e inversão durante o trauma. Por exemplo, o paciente pode afirmar que "tropeçou" sobre um pé invertido. Alguns relatam ter escutado um "estalo" no momento da lesão. Os pacientes informam sentir dor sobre a parte lateral do tornozelo, bem como inchaço. O suporte de carga se torna difícil (Graus I e II) ou impossível (Grau III) após a lesão.

Exame físico

Durante o exame, pode-se encontrar equimose e edema. Os ligamentos implicados estão dolorosos. Deve-se avaliar se o paciente consegue suportar carga sobre o tornozelo envolvido e quantos passos ele pode efetuar.

Deve-se palpar os maléolos medial e lateral, o pé, a fíbula e a tíbia ao longo de todo o seu curso.

Os testes da gaveta anterior e de inclinação talar devem ser executados. No teste da gaveta anterior (Fig. 8.1), o médico estabiliza o tornozelo em 20° de flexão plantar com uma mão e, com a outra, puxa o calcâneo anteriormente. O deslizamento ântero-posterior excessivo (em comparação ao lado assintomático) é considerado um teste positivo indicativo de lesão do LTFA.

No teste de inclinação talar (Fig. 8.2), o médico inverte o tornozelo e compara a frouxidão entre os lados assintomático e sintomático. O aumento da frouxidão é considerado um teste positivo, indicativo de lesão do LCF.

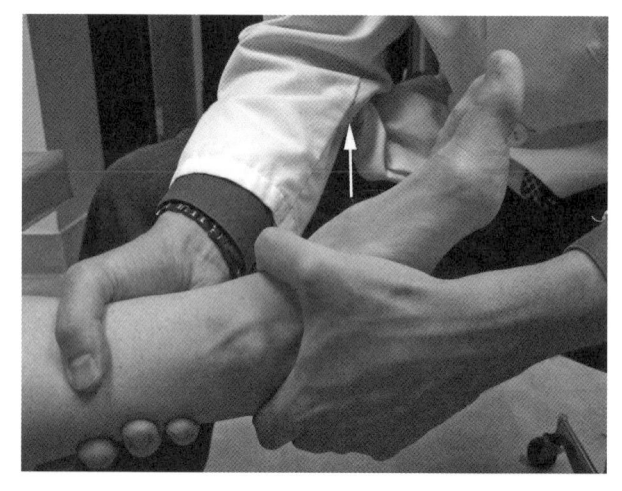

FIGURA 8.1 Teste da gaveta anterior no tornozelo.

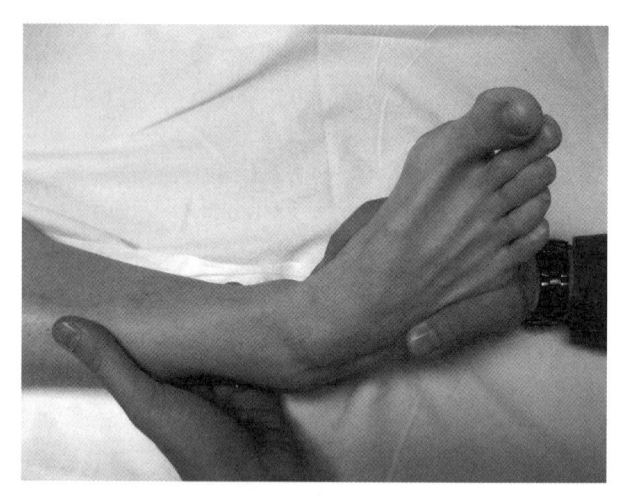

FIGURA 8.2 Teste da inclinação talar.

Estudos diagnósticos

As regras de Ottawa para o tornozelo foram desenvolvidas a fim de ajudar a determinar quais pacientes com lesões de tornozelo devem ser radiografados e quais não devem. De acordo com uma versão um pouco modificada dessas regras, o paciente não requer radiografias se apresentar-se dentro de 10 dias após a lesão podendo suportar carga no tornozelo ferido por quatro passos e se não tiver qualquer sensibilidade dolorosa nas seguintes áreas:

- Maléolos medial e lateral
- Base do quinto metatarsal
- Osso navicular
- 10 cm póstero-inferiores da fíbula e tíbia

Caso o paciente não seja capaz de suportar carga no tornozelo ferido ou apresente dor em quaisquer das áreas listadas, as radiografias do tornozelo são indicadas, incluindo as vistas ântero-posterior, lateral e da mortalha.

Além disso, dores no pé revelam a necessidade de radiografias para o afastamento da suspeita de uma possível fratura concomitante.

A ressonância magnética (RM) não costuma ser indicada. Entretanto, se os sintomas persistirem por mais de seis semanas, apesar do cuidado conservador, a RM deve ser cogitada como avaliação adicional.

Tratamento

O tratamento de primeira linha para as torções de Graus I e II inclui proteção, repouso, gelo, compressão e elevação. Fármacos anti-inflamatórios não-esteroides (AINEs) também podem ser administrados. A carga deve ser adicionada conforme a tolerância do paciente. O uso de muletas pode ser necessário no começo, assim como o uso de tala removível, imobilizador ou enfaixamento de tornozelo. Os pacientes devem retomar a marcha completa conforme a tolerância ou quando não tiverem mais dor.

A fisioterapia é essencial e deve enfatizar os exercícios precoces de amplitude de movimento, progredindo para exercícios proprioceptivos e de fortalecimento. A falha na participação completa no programa de terapia ativa pode levar à dor e/ou à instabilidade crônica subsequente do tornozelo.

Os pacientes podem retomar suas práticas esportivas quando puderem correr, pular 10 vezes sobre o pé lesionado, ficar de pé sobre o lado lesionado durante um minuto, com os olhos fechados, e girar sobre este pé sem dor.

Os pacientes com estiramento de Grau III que participam de atividades esportivas ou que tenham fraturas associadas podem requerer intervenção cirúrgica.

TENDINITE DE AQUILES (BURSITE RETROCALCÂNEA; SÍNDROME DE HAGLUND)

No calcanhar posterior, local onde o tendão do calcâneo insere-se no calcâneo, há várias estruturas que podem causar dor. O tendão pode tornar-se fibrótico (tendinose) e/ou inflamado (tendinite). Existe uma bolsa entre o tendão e a pele (bolsa pré-calcânea) e uma bolsa entre o tendão e o calcâneo (bolsa retrocalcânea). Ambas podem inflamar (bursite). Na síndrome de Haglund, o calcâneo sofre impacto no tendão do calcâneo (em geral, em decorrência do supercrescimento benigno do calcâneo, chamado de *deformidade de Haglund*), resultando em tendinite de Aquiles e bursite retrocalcânea. Mesmo sem a existência de uma deformidade de Haglund, todas as condições descritas podem coexistir. Elas serão discutidas, juntas, aqui, pois são tratadas de forma muito semelhante.

Quando pacientes mais jovens (entre 10 e 14 anos de idade) reclamarem de dor no calcanhar posterior, podem ter a doença de Sever. Acredita-se que ela seja uma lesão decorrente de uso excessivo, no caso de tendão do calcâneo encurtado, resultando em apofisite retrocalcânea (onde o tendão do calcâneo insere-se no calcâneo).

Apresentação clínica

Os pacientes costumam queixar-se de dor posterior no calcanhar (em qualquer ponto, a partir de 5 cm acima do calcâneo), a qual é exacerbada por atividades como caminhadas e corridas. Geralmente, as mulheres relatam o uso de sapatos de salto alto. Em crianças, a dor costuma surgir no princípio de uma nova temporada esportiva.

Exame físico

O achado fundamental no exame é a presença de sensibilidade ao redor ou imediatamente anterior ao tendão do calcâneo, no local em que ele se insere no calcâneo. O tendão do calcâneo também costuma estar encurtado, e um pequeno derrame pode estar presente.

Estudos diagnósticos

Radiografias podem ser solicitadas para o afastamento de alguma anormalidade óssea, como a deformidade de Haglund. Em pacientes mais velhos, podem ser observadas calcificações no tendão do calcâneo.

Tratamento

A base do tratamento inicial consiste em repouso, gelo, compressão e elevação. As atividades devem ser modificadas para que não haja dor. Uma calcanheira pode ser usada temporariamente, a fim de minimizar a pressão. Em suma, o paciente deve iniciar um programa de fisioterapia, com ênfase no alongamento do tendão do calcâneo. Por vezes, pode-se fazer uso da imobilização para redução dos movimentos do tendão. AINEs também podem ser úteis.

Infiltrações não devem ser aplicadas nessa área, por causa do risco de rompimento do tendão do calcâneo.

No caso da deformidade de Haglund, a excisão cirúrgica do supercrescimento ósseo pode ser necessária em pacientes que não respondam à terapia conservadora.

A doença de Sever também é tratada de modo conservador. Os pacientes costumam responder bem a repouso, imobilização, compressão e elevação, além de fisioterapia, podendo retomar suas práticas esportivas quando estiverem sem dor e tiverem melhorado a flexibilidade do tornozelo. Eles devem continuar o tratamento com um programa de alongamento do tendão do calcâneo e aplicação de gelo, para ajudar na prevenção de problemas adicionais, quando retomarem suas práticas esportivas.

OSTEOARTRITE DO TORNOZELO

Pacientes com osteoartrite (OA) do tornozelo apresentam história de trauma na articulação do tornozelo. Em geral, a OA do tornozelo não é tão comum quanto a OA em outras áreas do corpo. Se não houver história de trauma, deve-se suspeitar de artrite reumatoide.

Apresentação clínica

Os pacientes apresentam-se com dor de aumento gradual na articulação do tornozelo. No questionário, costumam relatar história de trauma no tornozelo, o qual pode ter ocorrido no passado distante. Também podem queixar-se de rigidez e edema. A dor costuma estar localizada sobretudo no tornozelo anterior, sendo exacerbada por carga sobre essa região.

Exame físico

Os pacientes podem caminhar com marcha antálgica, favorecendo o lado inalterado. Pode haver um leve derrame no tornozelo. A amplitude de movimento passiva, que costuma estar reduzida, pode reproduzir a dor.

Estudos diagnósticos

Radiografias com carga devem ser obtidas.

Tratamento

Repouso, imobilização, compressão e elevação, fisioterapia e AINEs são apropriados, constituindo tratamento de primeira linha para a OA do tornozelo. Além disso, a infiltração intra-articular de esteroide efetuada, de preferência, sob orientação ultrassonográfica ou fluoroscópica pode ser muito útil.

Os resultados são promissores, mas o uso potencial das infiltrações intra-articulares de ácido hialurônico para OA do tornozelo ainda está em pesquisa.

Por vezes, órteses de tornozelo e pé (OTPs) podem ser utilizadas, permitindo que a articulação do tornozelo repouse depois de episódios agudos de OA. Entretanto, se uma OTP for empregada, a prática de exercícios deve ser continuada para que se mantenha a flexibilidade dentro da articulação.

Quando o cuidado conservador agressivo é insuficiente, as opções cirúrgicas incluem artrodese e prótese total de tornozelo.

SÍNDROME DO TÚNEL DO TARSO

O túnel tarsal está localizado atrás do maléolo medial. Por ele passam o nervo tibial posterior, a artéria tibial posterior e os tendões do tibial posterior: flexor longo dos dedos e flexor longo do hálux.

A compressão do nervo tibial posterior dentro do túnel tarsal pode ocorrer como resultado de causas biomecânicas, cisto, lesão óssea, trauma ou devido a razões idiopáticas.

Apresentação clínica

Os pacientes apresentam-se com sintomas vagos de dor difusa no tornozelo medial. Parestesias, incluindo queimação, formigamento e/ou dormência, costumam ocorrer acima do tornozelo medial, sobre o túnel, e se irradiam para o arco do pé. Em geral, os pacientes relatam a piora dos sintomas com corrida e outras atividades e sua melhora com repouso. A dor noturna também não é incomum. Às vezes, a dor e as parestesias podem irradiar-se proximalmente para a perna ínfero-distal.

Exame físico

O achado clássico é a reprodução dos sintomas com a percussão sobre o túnel (teste de Tinel). Em casos graves, pode-se observar a atrofia dos músculos intrínsecos. Pode-se detectar dormência sobre os calcâneos medial e posterior e/ou no arco do pé. Durante a observação da marcha do paciente, pode-se notar hiperpronação.

Estudos diagnósticos

Radiografias devem ser obtidas para o afastamento de anormalidades ósseas. Uma RM é útil para determinar a causa estrutural dos sintomas, assim como o ultrassom.

Os estudos de eletromiografia/velocidade de condução nervosa são úteis para confirmação do diagnóstico e afastamento de suspeita de patologias potenciais.

Tratamento

Se o paciente apresentar hiperpronação, o uso de uma órtese é útil para correção desse problema. A infiltração de esteroide e anestésico no túnel pode ser efetiva (de preferência, feita sob orientação ultrassonográfica com garantia de sua aplicação precisa, evitando que se infiltre no nervo ou no tendão).

Quando o cuidado conservador não eliminar os sintomas de forma adequada, a descompressão cirúrgica poderá ser necessária. Se uma lesão estrutural for identificada, poderá ser removida. Aderências observadas no nervo podem contribuir para sua compressão. Nesse caso, uma neurólise externa pode ser útil. No entanto, se nenhuma lesão estrutural for identificada nas imagens, a cirurgia não terá muitas probabilidades de sucesso.

HÁLUX RÍGIDO

Hálux rígido refere-se à osteoartrite (OA) da primeira articulação metatarsofalângica (MTF). Acredita-se que essa condição seja, principalmente, uma doença de uso excessivo, por desgaste e hiperextensão repetitiva. Ela é mais comum em pacientes de 30 a 60 anos de idade, mas pode ocorrer na adolescência.

Apresentação clínica

Os pacientes geralmente se apresentam com queixas de dor e rigidez no hálux. Corrida e outras atividades de carga tendem a exacerbar os sintomas. Os pacientes podem notar que o levantamento dos dedos durante a marcha é particularmente doloroso. Se os sintomas já estiverem presentes por um longo período, a biomecânica alterada poderá ter levado o paciente a desenvolver dor no aspecto lateral do pé e/ou no joelho. Calçados apertados também exacerbam a dor.

Exame físico

O achado clássico do exame é a sensibilidade dolorosa sobre a primeira MTF e o aumento da dor por dorsiflexão contra resistência da articulação. Um osteófito pode ser palpável e doloroso no aspecto dorsal da articulação.

A marcha pode ser antálgica, com o favorecimento do lado não-afetado e limitação da quantidade de levantamento dos dedos em decorrência da dor e da rigidez na MTF.

Estudos diagnósticos

Deve-se obter radiografias. Elas, em geral, revelarão achados característicos de OA, incluindo estreitamento do espaço articular, esporões, osteófitos e/ou formação de cistos (Fig. 8.3).

Tratamento

A mudança do calçado para sapatos com compartimento largo para os dedos é útil. Calçados com sola de mata-borrão também limitam a dorsiflexão da primeira MTF, além de reduzirem a dor.

Repouso, gelo, compressão e estabilização são apropriados para os episódios agudos de dor. A infiltração intra-articular de esteroide e anestésico pode ajudar nos sintomas.

Existem diversas opções cirúrgicas para os sintomas recalcitrantes.

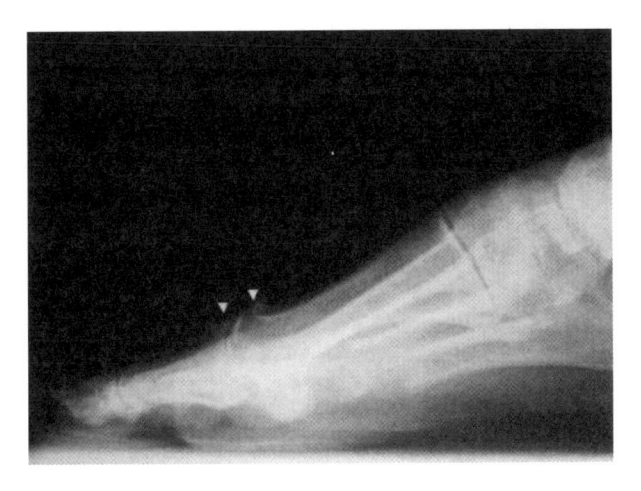

FIGURA 8.3 Aspecto clínico e radiográfico do hálux rígido. (Reproduzida, com permissão, de Moskowitz et al. *Osteoarthritis Diagnosis and Medical/Surgical Management*. 4th ed. Philadelphia, Pa: Lippincott Williams & Wilkins, 2007.)

Essas opções incluem excisão de osteófitos dorsais, fusão articular e osteotomia. Há estudos que avaliam a possibilidade da artroplastia total. Atualmente, ela não costuma ser recomendada, todavia pode tornar-se mais comum no futuro.

HÁLUX VALGO (JOANETE)

Hálux valgo diz respeito ao desvio medial do primeiro metatarsal e ao desvio lateral da primeira articulação MTF. O desvio medial resulta em uma proeminência sobre a primeira cabeça metatarsal, conhecida como joanete. A proeminência pode tornar-se dolorosa. A causa mais comum de hálux valgo é o uso de calçados inapropriados. Mulheres que usam sapatos apertados, de salto alto, são particularmente vulneráveis ao desenvolvimento dessa condição.

Apresentação clínica

Os pacientes queixam-se da existência de uma proeminência sobre a cabeça do primeiro metatarsal, a qual costuma doer, com agravamento pelo uso de alguns calçados. Normalmente, a dor é aliviada quando o calçado é retirado. Por vezes, os pacientes podem queixar-se de queimação concomitante, formigamento e/ou dormência sobre o aspecto dorsal da proeminência, o que pode refletir a irritação do nervo cutâneo dorsal medial.

Exame físico

Uma proeminência sobre a cabeça do primeiro metatarsal é observada no exame. O primeiro metatarsal encontra-se medialmente desviado e a MTF, lateralmente desviada. A proeminência costuma ser dolorosa, e a amplitude de movimento pode estar reduzida.

Deve-se avaliar a pele e os demais dedos do pé para a identificação de deformidades associadas. O hálux também deve ser examinado na posição de carga.

Estudos diagnósticos

Radiografias devem ser obtidas, com e sem carga, para que se avalie o grau de angulação, bem como quaisquer anormalidades ósseas associadas, como patologia óssea potencial nos dedos adjacentes.

Tratamento

Sapatos com a parte anterior larga e profunda são muito úteis. Uma órtese pode ser customizada. Sapatos muito justos e saltos altos, em particular, devem ser evitados.

Os tratamentos cirúrgicos incluem osteotomia e artroplastia de ressecção, além de outros tipos de cirurgia. As decisões sobre recorrer a uma intervenção cirúrgica e sobre qual cirurgia empregar dependem dos sintomas, do grau de deformidade, das comorbidades, dos riscos e das expectativas do paciente.

O hálux rígido assintomático não exige tratamento, embora os pacientes devam ser orientados sobre o uso de calçados diferentes, se necessário.

FASCITE PLANTAR

A fáscia plantar é uma banda fibrosa densa de tecido que se estende da tuberosidade medial do calcâneo até as falanges proximais, fornecendo suporte ao pé. A fascite plantar é a causa mais comum de dor no calcanhar. Acredita-se que ela resulte de uso excessivo, encurtamento da fáscia e/ou existência de um osteófito no calcâneo. Basicamente, os osteófitos do calcanhar podem ocorrer de forma assintomática e nem sempre resultam em sintomas. O ganho de peso recente (p. ex., devido a gravidez), com aumento de carga da fáscia, também pode resultar em fascite plantar.

Apresentação clínica

Os pacientes queixam-se de dor, em especial sobre o calcanhar medial. A dor pode estender-se ao longo do arco do pé e costuma piorar pela manhã, com o primeiro passo do dia. Isso ocorre porque a fáscia plantar se contrai à noite, durante o sono. Assim, quando o paciente dá seu primeiro passo, a fáscia plantar é estirada, irritando a área inflamada e dolorosa. Do mesmo modo, depois de permanecer sentado por um período prolongado, os atos de levantar-se e colocar peso no pé afetado podem ser dolorosos. Caminhadas por longas distâncias podem exacerbar os sintomas. Já os atos de sentar-se ou deitar-se costumam aliviar a dor.

Exame físico

O achado físico fundamental do exame é a sensibilidade dolorosa em um ponto sobre a tuberosidade medial do calcâneo, com reprodução de sintomas. A dorsiflexão passiva também pode ser dolorosa. A dor sobre o calcâneo lateral deve levantar suspeitas sobre uma possível fratura de estresse.

Estudos diagnósticos

Nenhum exame costuma ser indicado. Se houver suspeitas de uma fratura de estresse, deve-se obter radiografias com carga.

Tratamento

O cuidado conservador é muito efetivo para a fascite plantar. A base de seu tratamento é o uso de gelo e o alongamento da fáscia plantar e do tendão do calcâneo. Um programa de fisioterapia formal pode ser útil para o aprendizado de exercícios. Os pacientes devem alongar sua fáscia plantar (usando uma toalha para colocar o tornozelo em dorsiflexão) antes de levantarem-se, pela manhã, e antes de aplicarem peso sobre o pé, depois de permanecerem sentados por muito tempo, durante o dia. Uma tala noturna para retenção do tornozelo em dorsiflexão pode ser útil para o alongamento da fáscia, bem como órteses para o pé.

Sem uma infiltração, o cuidado conservador pode levar de 6 a 12 meses. As infiltrações podem ajudar a acelerar a recuperação, mas sua aplicação nessa área traz riscos potencialmente significativos.

Em pacientes com sintomas recalcitrantes ou particularmente graves, pode-se tentar a infiltração de anestésico e esteroide no ponto de sensibilidade dolorosa máxima no calcâneo medial, mas existe o risco de necrose do coxim de gordura do calcanhar e/ou ruptura da fáscia plantar. O uso da orientação com ultrassom pode ser útil para o posicionamento ideal da agulha.

Recentemente, alguns médicos têm usado a infiltração de toxina botulínica para o tratamento da fascite plantar. Os resultados iniciais são promissores, em especial porque parecem acarretar menos riscos em comparação à infiltração de esteroide. Entretanto, o custo da toxina pode ser proibitivo, além disso, é preciso que se façam mais pesquisas para avaliação da eficácia desse método em longo prazo e dos efeitos colaterais potenciais.

A cirurgia é necessária em menos de 5% dos casos. As opções cirúrgicas incluem a liberação parcial da fáscia plantar.

NEUROMA INTERDIGITAL (NEUROMA DE MORTON)

Os neuromas interdigitais costumam ocorrer entre o terceiro e o quarto dedo e, com menos frequência, entre o segundo e o terceiro dedo. Raramente ocorrem no primeiro ou no quarto espaços interdigitais. O termo neuroma interdigital é um erro de nomenclatura, pois não existe nenhum "neuroma". Na realidade, trata-se de uma compressão do nervo interdigital abaixo do ligamento intermetatarsal, resultando em irritação repetitiva e fibrose. Um calçado com antepé estreito predispõe a essa patologia. Tal condição é mais comum em mulheres.

Apresentação clínica

Os pacientes queixam-se de dor e, às vezes, de parestesias nos dedos do pé adjacentes ao neuroma. A dor é caracterizada como "cortante" e "em queimação". Dormência e formigamento também podem estar presentes. O uso de calçados estreitos exacerba os sintomas. Os pacientes podem relatar que se sentem como se estivessem "caminhando sobre bolas de gude". Além disso, costumam afirmar que os atos de sentar, remover o sapato e esfregar o pé aliviam os sintomas.

Exame físico

O achado característico do exame é a dor pelo "teste do aperto". Nesse teste, o médico aplica pressão direta sobre os interespaços dorsal e plantar com uma mão e junta as cabeças metatarsais, apertando-as com firmeza, com a outra (Fig. 8.4). O teste é considerado positivo para neuroma interdigital quando reproduz os sintomas.

Estudos diagnósticos

Nenhum exame costuma ser indicado.

Tratamento

O uso de sapatos com salto baixo e espaço alargado para os dedos costuma aliviar os sintomas. Um coxim metatarsal também pode ser útil. A infiltração de esteroide e anestésico no

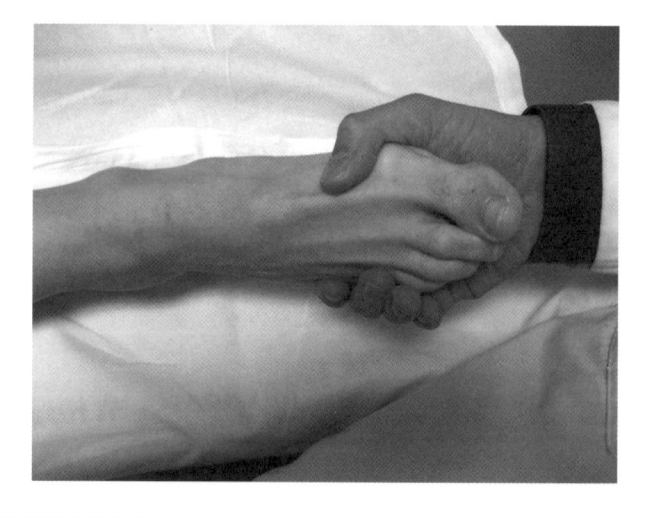

FIGURA 8.4 Teste do aperto.

neuroma costuma fornecer o alívio imediato dos sintomas. A orientação com ultrassom pode ser útil para essa infiltração. Se a infiltração não fornecer o alívio dos sintomas, uma segunda aplicação não deve ser executada. Se o tratamento conservador não for bem-sucedido, a excisão cirúrgica do neuroma poderá ser necessária. Uma das reações adversas da cirurgia pode ser a ocorrência de disestesias persistentes.

METATARSALGIA

Os metatarsais são os ossos longos do pé. Eles formam a parte conhecida como "alma do pé". Metatarsalgia refere-se à dor nessa região, havendo diversas causas para essa condição, incluindo biomecânica anormal. O uso excessivo de calçado desconfortável é outra causa comum.

Apresentação clínica

Os pacientes queixam-se de dor sobre o aspecto plantar do antepé, sobre uma ou mais cabeças metatarsais. A dor costuma ocorrer de forma gradual. A carga e a deambulação podem ser particularmente dolorosas.

Exame físico

Um calo pode ser observado sobre as cabeças metatarsais. Um dos achados característicos é a sensibilidade dolorosa sobre o aspecto plantar das cabeças metatarsais e no coxim de gordura. Mau alinhamento pode apresentar-se em um ou mais dedos do pé.

Estudos diagnósticos

Radiografias devem ser obtidas para o afastamento de outras patologias ósseas.

Tratamento

O uso de protetor metatarsal é o tratamento de escolha para a maioria dos pacientes. O coxim metatarsal é fixado diretamente atrás da cabeça metatarsal dolorosa. Uma órtese feita sob encomenda também pode ser usada, o que costuma ser efetivo. O gelo pode ser usado no período doloroso agudo. Raramente os pacientes continuam tendo dor a ponto de necessitarem de realinhamento cirúrgico dos dedos do pé.

ENTORSE DA MTF DO HÁLUX

A entorse da MTF do hálux é uma lesão de hiperdorsiflexão da primeira articulação metatarsofalângica (MTF), observada com frequência em pessoas que utilizam pisos de grama artificial. Em geral, a lesão ocorre na porção capsular da primeira articulação MTF. O uso de calçado inadequado, que não suporta o pé de forma correta durante a competição ou o treinamento esportivo, também pode predispor à entorse da MTF do hálux.

Apresentação clínica

Os pacientes queixam-se de dor, rigidez e edema sobre a primeira MTF. Essa lesão costuma ser ocasionada por uma lesão aguda, mas pode resultar de distensão repetitiva. Em geral, os pacientes relatam participação em um evento esportivo (p. ex., futebol) em grama artificial. Depois da lesão, os atos de caminhar, correr, frear e girar o pé afetado podem tornar-se difíceis. Os pacientes podem relatar, ainda, o uso de calçado esportivo de baixo custo.

Exame físico

O achado clássico do exame é a dor pela dorsiflexão final da primeira MTF. A primeira MTF encontra-se dolorosa, rígida e, com frequência, edemaciada. Também pode haver equimose.

Estudos diagnósticos

Radiografias podem ser obtidas para o afastamento de suspeita de uma anormalidade óssea.

A gota pode parecer clinicamente similar à entorse da MTF do hálux. Se não houver nenhuma lesão aguda ou se o paciente não tiver competido em um evento esportivo em grama artificial recentemente (ou se apresentar história de gota), deve-se suspeitar da existência dessa condição e a articulação deve ser aspirada.

Tratamento

No período doloroso agudo, proteção, repouso, gelo, compressão e elevação devem ser empregados. O enfaixamento do dedo do pé em uma posição de flexão plantar pode ser útil. O paciente deve usar apenas calçados que suportem seu pé de forma adequada. Solas em mata-borrão ou sapatos com solado rígido são apropriados. As órteses rígidas para entorse da MTF do hálux podem ser indicados. A intervenção cirúrgica geralmente não é necessária, a menos que as radiografias revelem uma fratura associada (p. ex., fratura de avulsão).

RUPTURA DO TENDÃO DO CALCÂNEO

A ruptura do tendão do calcâneo costuma ocorrer em adultos ativos e saudáveis, de 30 a 50 anos de idade, que praticam esportes nos finais de semana. A ruptura ocorre a cerca de 2,5 cm a 5 cm proximais à inserção do tendão no calcâneo.

Apresentação clínica

Os pacientes apresentam-se com um episódio agudo de dor forte na panturrilha, como se "tivessem levado uma pedrada" ou "sido chutados com força" nessa região. Eles podem relatar ter sentido um "estalo" ou "estouro" na panturrilha. Ocorre, então, melhora da dor intensa, e o paciente apresenta um edema na panturrilha e fraqueza. Alguns pacientes têm o diagnóstico inicial de um estiramento grave no tornozelo. Os pacientes são incapazes de se apoiar nos dedos do pé do lado afetado. O ato de subir escadas é difícil, e costuma haver queixas de alteração na marcha.

Em alguns pacientes, a história de dor no calcanhar e/ou no tendão do calcâneo pode estar presente, sugerindo uma lesão aguda no caso de um tendão fibrótico debilitado. Entretanto, em muitos outros, não existe nenhuma história de dor no calcanhar ou no tendão.

Com menos frequência, os pacientes podem realmente ter sido atingidos por um pontapé ou outro trauma no tendão do calcâneo que tenha precipitado os sintomas.

Exame físico

Um defeito palpável é detectado ao longo do tendão, em uma ruptura completa. Costuma haver edema. O paciente é incapaz de permanecer de pé sobre os dedos do membro afetado. O teste clássico é o teste de Thompson (Fig. 8.5A e B). Nesse teste, o paciente posiciona-se deitado de bruços, com a perna afetada estendida, de forma que o joelho esteja apoiado na mesa de exames, mas a perna fique pendente. O médico então aperta os músculos da panturrilha. Em um membro com funcionamento normal, o pé deve responder fazendo uma flexão plantar, o que não ocorre quando há uma ruptura.

Estudos diagnósticos

Nenhum estudo costuma ser solicitado. Radiografias podem ser obtidas para o afastamento de suspeita de anormalidade

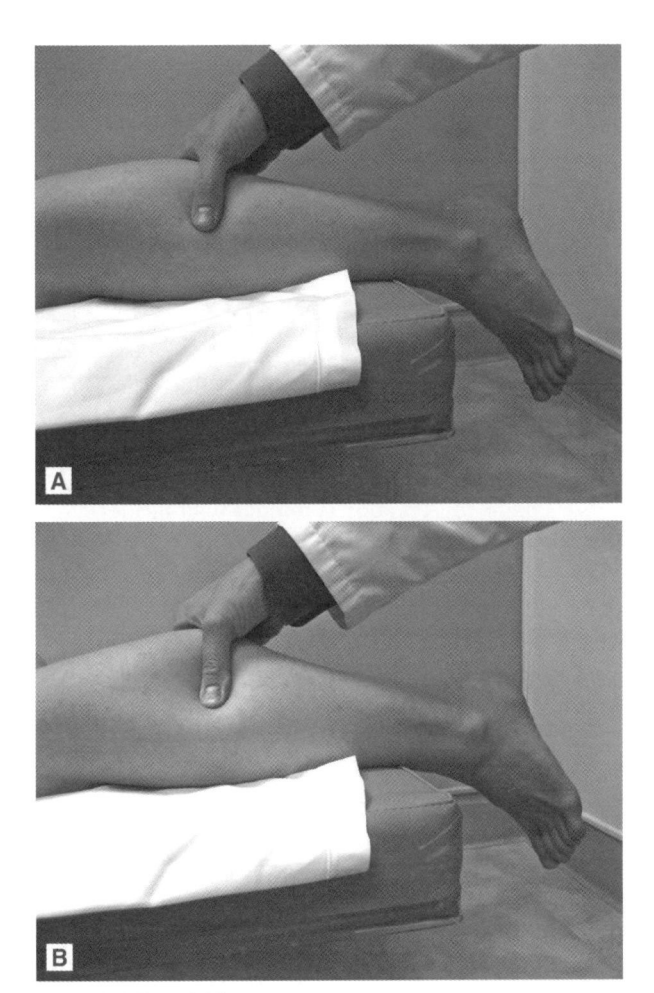

FIGURA 8.5 Teste de Thompson.

óssea associada. O ultrassom ou a RM podem ser obtidos a fim de confirmar o diagnóstico em caso de dúvidas, em particular se houver suspeitas de ruptura parcial.

Tratamento

O tratamento conservador inclui um programa de imobilização em gesso progressiva, no qual o tornozelo é inicialmente imobilizado em leve flexão plantar e, então, movido de forma gradual para a posição neutra. A isso se segue um programa de fisioterapia, focado em alongamento e fortalecimento suaves.

O tratamento cirúrgico reinsere o tendão, podendo ser feito percutaneamente ou por abordagem aberta. Após a cirurgia, os pacientes devem permanecer com um gessado ou uma bota de marcha, por cerca de 6 a 12 semanas. Assim como no cuidado conservador, o pé é posicionado, no início, em leve flexão plantar e, então, pode ser movido gradualmente para a posição neutra, com imobilizações seriadas. Depois da imobilização, os pacientes iniciam o programa de fisioterapia.

O cuidado conservador apresenta uma incidência mais alta de recidiva. Entretanto, não envolve os riscos inerentes à cirurgia. Em geral, a cirurgia pode ser mais apropriada para pacientes jovens e ativos, que desejam retomar esportes de competição. Todos os benefícios e riscos da cirúrgica em comparação à intervenção conservadora (dadas as comorbidades do paciente, o nível de atividade, etc.) devem ser discutidos com o paciente. Basicamente, o tratamento deve ser instituído o quanto antes, para evitar uma possível morbidade adicional.

LESÃO DA PANTURRILHA MEDIAL (PERNA DE TENISTA)

A lesão ou ruptura da panturrilha medial é chamada de "perna de tenista", em decorrência dos riscos de ocorrência dessa lesão durante a prática de tênis. Entretanto, assim como o "cotovelo de tenista", essa lesão pode ocorrer em diversos esportes e atividades. É mais comum no "atleta de fim de semana", que não tem um condicionamento adequado e se esforça em excesso. Normalmente, a lesão ocorre durante a arrancada a partir de uma posição com o joelho estendido e o tornozelo em flexão dorsal.

Apresentação clínica

Os pacientes relatam um "estalo" ou uma sensação de "ruptura" na panturrilha ao realizar o apoio sobre o pé. As queixas comuns incluem dor e edema, com predominância na panturrilha medial.

Exame físico

A panturrilha medial costuma estar dolorosa e um edema pode ser observado. É fundamental que o tendão do calcâneo seja palpado, demonstrando estar intacto. O teste de Thompson (em que a panturrilha é apertada e o pé faz flexão plantar quando o tendão do calcâneo está intacto) é negativo. A amplitude de movimento do tornozelo costuma ser restrita em função da dor. A dorsiflexão aumenta a dor.

Estudos diagnósticos

Radiografias nem sempre são solicitadas, mas podem ser obtidas para o afastamento de suspeita de fratura de avulsão. O ultrassom e a RM não costumam ser indicados, a menos que o diagnóstico seja dúbio. O ultrassom é apropriado se a apresentação for atípica e/ou se houver suspeita de trombose venosa profunda.

Tratamento

Proteção, repouso, gelo, compressão e elevação são a base do tratamento. A fisioterapia com foco no alongamento e no fortalecimento é uma parte importante de tratamento. O paciente deve ser orientado a continuar a prática de um programa de exercícios domésticos, efetuando exercícios de aquecimento apropriados antes das práticas esportivas, no futuro, para reduzir o risco de recorrência da lesão.

SÍNDROME DO ESTRESSE TIBIAL MEDIAL (AGULHADAS NA CANELA)

A síndrome do estresse tibial medial é conhecida como "agulhadas na canela", pois resulta em dor ao longo da tíbia anterior. Essa é uma síndrome comum, causada por uso excessivo, em corredores e atletas de esportes que exijam muita corrida. Geralmente, calçados inadequados, corrida em superfícies desiguais e com longos declives contribuem para essa condição. O aumento recente no nível de atividades também pode predispor ao seu aparecimento. Se essa síndrome não for abordada precocemente, uma fratura de estresse tibial pode desenvolver-se.

Apresentação clínica

No início, os pacientes queixam-se de dor na canela durante as corridas. Se não tratados, os sintomas progridem, de modo que a dor torna-se mais frequente e, por fim, constante. Em geral, os pacientes não notam edema significativo.

Exame físico

Costuma haver sensibilidade dolorosa sobre a tíbia medial. O edema, quando presente, geralmente é mínimo.

Estudos diagnósticos

Essa condição é, fundamentalmente, de diagnóstico clínico. Entretanto, se houver suspeita de fratura de estresse, radiografias e/ou cintilografia óssea podem ser necessárias.

Tratamento

Proteção, repouso, gelo, compressão e elevação são a base do tratamento. Se o paciente hiperpronar ou tiver arcos baixos, um suporte do arco ou uma palmilha podem ser muito úteis. Também é importante a averiguação de que o paciente esteja usando calçados apropriados. As atividades devem ser modificadas para não haver dor.

A fisioterapia pode ser útil para estiramento e fortalecimento dos músculos circundantes e para ajudar na prevenção de recidiva. Quando as corridas forem retomadas, deve haver uma adaptação gradual, para que se tenha certeza de que não causarão dor.

IMPACTO ANTERIOR DO TORNOZELO

O impacto anterior do tornozelo é irritação e inflamação da cápsula articular e dos ligamentos e dos tecidos moles circundantes. A causa mais comum é a pós-traumática, tal como ocorre depois de uma torção grave de tornozelo ou de diversas torções do tornozelo. Entretanto, essa condição também pode ocorrer como uma lesão de uso repetitivo, como em atletas (p. ex., apanhadores no beisebol) e bailarinos, que efetuam dorsiflexão repetitiva. Se um osteófito tiver se desenvolvido como resultado do uso excessivo, ele pode colidir com os tecidos moles durante a dorsiflexão repetitiva.

Apresentação clínica

Os pacientes queixam-se de dor constante nos tornozelos anterior e ântero-lateral, a qual é exacerbada ao dançar ou ao praticar esportes. Podem relatar história de torção do tornozelo ou outra lesão prévia nessa articulação, bem como informar que seu tornozelo está algo "instável".

Exame físico

A dor à palpação é observada sobre a área percebida como dolorosa. Um edema mínimo pode estar presente. A amplitude de movimento do tornozelo pode estar ligeiramente reduzida devido à dor, que pode ser reproduzida por dorsiflexão passiva. Deve-se pedir ao paciente que execute um agachamento, o qual, normalmente, reproduzirá os sintomas.

Estudos diagnósticos

Radiografias podem ser úteis, bem como a RM, embora esta apresente uma sensibilidade baixa para demonstrar lesões nessa condição. A RM é útil principalmente na exclusão de patologias potenciais.

Tratamento

A base do tratamento é proteção, repouso, gelo, compressão e elevação. A fisioterapia também pode ser indicada. Se o paciente for bailarino ou atleta, sua técnica deve ser avaliada para que se garanta que um estresse impróprio não esteja sendo imposto sobre o tornozelo anterior. Determinados médicos preconizam a infiltração intra-articular de esteroide e anestésico, sob orientação com ultrassom. Outros imobilizam seus pacientes com uma bota para marcha durante um curto período.

Em casos resistentes, a intervenção cirúrgica pode ser necessária. A excisão artroscópica dos osteófitos sintomáticos e/ou o debridamento da cápsula podem ser efetuados.

IMPACTO POSTERIOR DO TORNOZELO

Em cerca de 10 a 15% da população, a tuberosidade lateral do tálus não se comunica diretamente com ele. Quando isso ocorre, a tuberosidade lateral é chamada de osso trígono e se assenta entre o tálus e o calcâneo. Os bailarinos permanecem muito tempo em posições de ponta e semiponta, que exigem a hiperflexão plantar, gerando estresse adicional na porção posterior do tornozelo. Bailarinos com osso trígono são particularmente vulneráveis ao desenvolvimento da síndrome do impacto posterior do tornozelo.

Naturalmente, todo atleta pode desenvolver um impacto posterior. Entretanto, pelo fato de a maioria dos esportes não requerer a hiperflexão plantar repetitiva, há menos probabilidade de que se gere impacto posterior.

A história de lesão no tornozelo pode precipitar o impacto posterior, particularmente em bailarinos, se o tornozelo estiver menos estável após a lesão (p. ex., por um estiramento significativo).

Apresentação clínica

Em geral, os pacientes são bailarinos, que se apresentam com dor posterior no calcanhar ou dor profunda no tornozelo, exacerbada pelas posições de ponta e semiponta.

Exame físico

No exame, os pacientes apresentam dor característica sobre a borda inferior da fíbula. Com a compressão da fíbula inferior e do calcâneo, a movimentação do tornozelo em flexão plantar exacerba a dor.

Estudos diagnósticos

Radiografias são indicadas para a identificação da presença do osso trígono.

Tratamento

Como no impacto anterior, a base de tratamento é proteção, repouso, gelo, compressão e elevação. A fisioterapia pode ser útil. A infiltração de esteroide e anestésico, de preferência sob orientação ultrassonográfica, na área entre o osso trígono (se presente) e no tálus e/ou no calcâneo, pode ser útil.

Em casos resistentes, a remoção cirúrgica do osso trígono ou do tubérculo lateral posterior (se não estiver separado) pode ser necessária.

TENDINITE DO FLEXOR LONGO DO HÁLUX

O tendão do flexor longo do hálux (FLH) atravessa profundamente o túnel do tarso. Em atletas que requerem impulsão repetitiva, o tendão pode inflamar. Os dançarinos que compensam a falta de rotação do quadril realizando a rotação externa da perna e girando apenas os pés comprimem mecanicamente o túnel do tarso e apresentam riscos maiores de tendinite do FLH. Pacientes com hiperpronação que dançam ou praticam esportes apresentam riscos relativamente maiores.

Apresentação clínica

Em geral, os pacientes são dançarinos ou atletas que se apresentam com queixas de dor no maléolo medial e ao longo do curso do FLH. Às vezes, o hálux pode engatilhar por causa da tendinose no tendão. Os sintomas pioram durante o levantamento dos dedos e durante a dança (em particular, durante as posições de ponta e semiponta) ou a prática de esportes.

Exame físico

O tendão passa profundamente no túnel do tarso e não costuma ser sensível nessa área. A fraqueza pode ser observada na primeira MTF, durante a flexão plantar. Os pacientes podem ter reprodução dos sintomas durante o ortostatismo, sobre a extremidade afetada e com a flexão plantar repetida no pé afetado.

Estudos diagnósticos

Radiografias podem ser obtidas para o afastamento de uma patologia óssea. O ultrassom e/ou a RM também podem ser úteis para a confirmação do diagnóstico e para o afastamento de patologias, como rompimento do tendão.

Tratamento

O cuidado conservador inclui modificação das atividades e proteção, repouso, gelo, compressão e elevação. Se os pacientes dançam ou desempenham outra atividade esportiva, sua técnica deve ser avaliada e, possivelmente, modificada para que alcancem uma biomecânica ideal. Se o paciente apresentar hiperpronação ou pés planos, uma palmilha pode ser útil. Alguns podem beneficiar-se da infiltração de esteroide e anestésico no túnel do tarso (executada sob orientação de ultrassom).

Se os sintomas persistirem apesar dos cuidados conservadores, o debridamento cirúrgico pode ser necessário.

FRATURAS POR ESTRESSE DO TORNOZELO E DO PÉ

Assim como em outras partes do corpo, as fraturas por estresse na perna, no tornozelo ou no pé são lesões por uso excessivo. As fraturas por estresse podem ocorrer em diversos pontos da perna, do tornozelo e do pé. Neste, o local mais comumente afetado é o segundo metatarsal, seguido pelo terceiro metatarsal (essas lesões costumam ser chamadas de "fraturas da marcha", pois soldados com frequência são acometidos por elas). Atletas, dançarinos e soldados apresentam risco particular. O aumento súbito do nível de atividades ou a alteração da superfície em que a atividade é executada, com precipitação do início gradual de sintomas dolorosos, devem levantar suspeitas de fratura por estresse.

Para fratura por estresse em mulheres jovens, deve-se cogitar a tríade da atleta. Por sua vez, para fraturas por estresse em homens ou mulheres idosos, avalia-se a possibilidade de osteoporose.

Apresentação clínica

Os pacientes relatam o início gradual da dor no caso do aumento recente das atividades ou da mudança da superfície em que treinam. Por exemplo, um soldado acostumado a um estilo de vida predominantemente sedentário apresenta riscos particulares para uma fratura de estresse durante o período de treinamento básico. Um corredor que passa a correr nas ruas de sua cidade, após correr em um recinto fechado, durante o inverno, também apresenta riscos maiores.

Além da dor, pode haver edema difuso.

Exame físico

A sensibilidade dolorosa é observada na fratura. Edema e equimose também podem estar presentes.

Estudos diagnósticos

Radiografias podem não revelar a fratura até quatro semanas após o início dos sintomas. A cintilografia óssea costuma ser positiva após 1 a 3 dias do início dos sintomas, embora possam ser necessários até cinco dias para que esse teste seja positivo.

A RM tem-se tornado a modalidade de escolha para o diagnóstico das fraturas de estresse no pé e no tornozelo, apresentando uma especificidade mais alta que a cintilografia óssea e podendo tornar-se positiva em 24 horas após o início dos sintomas.

Tratamento

Os pacientes com fratura por estresse metatarsal podem ser tratados de modo conservador, com proteção, repouso, gelo, compressão e elevação, bem como por imobilização, por meio de uma bota para marcha ou imobilizador.

Se a fratura por estresse se localizar no quinto metatarsal, existirá um risco mais alto de pseudoartrose. Os pacientes requerem observação mais atenta e, possivelmente, intervenção cirúrgica mais precoce, com parafuso e enxerto ósseo (dependendo do desejo do paciente de retornar a suas atividades mais cedo).

O tratamento conservador para uma fratura de estresse do quinto metatarsal inclui a imobilização por um gessado curto pelo período de 6 a 8 semanas. Se uma pseudoartrose desenvolver-se, a intervenção cirúrgica e a fixação com parafuso serão necessárias.

Pacientes com fraturas de estresse do navicular e do tálus apresentam taxas altas de pseudoartrose, requerendo imobilização e intervenção cirúrgica o mais cedo possível.

As fraturas de estresse do calcâneo e da fíbula tendem a responder bem às medidas conservadoras e à imobilização.

Se houver suspeitas de que uma paciente apresenta a tríade da atleta (transtorno da alimentação, amenorreia e osteoporose), ela deve receber educação apropriada, aconselhamento e cuidados de assistência. Do mesmo modo, se o paciente for idoso e houver suspeitas de osteoporose, os cuidados apropriados devem ser iniciados.

Índice

Os números das páginas, seguidos por f, t, ou b indicam figura, tabela e quadro, respectivamente.

A

Abdutor/estiramento na virilha, algoritmo diagnóstico para, 170f
Acetabular, rupturas do lábio, 177-179. *Ver também* Quadril, ruptura do lábio
Acetaminofen
  tratamento da dor cervical miofascial, 24-25
  tratamento da osteoartrite do joelho, 195
Acetonido de triancinolona, 81b, 196b-197b
  bloqueio do nervo supraescapular 67b
  tratamento da síndrome do impacto, 44, 44b
  tratamento de epicondilite medial, 86b
Ácido hialurônico, injeção de
  tratamento da osteoartrite de joelho, 195, 198
  tratamento da osteoartrite de quadril, 175-176
Acromioclavicular (AC), articulação
  artrite, 66-69, 68f
  osteoartrite da, 38f
  separação, 70-75, 72f
    antecedentes, 70-71, 73-74
    apresentação clínica, 73-74
    exame físico, 73-74
    tipos de, 72f
    tratamento, 74-75
    teste do aperto, 67-69, 68f
  Adesiva, capsulite (ombro congelado), 38f, 69-71
ADM. *Ver* Amplitude de movimento
Adson, manobra de, 14
  diagnóstico da síndrome do desfiladeiro torácico, 35-37
AINEs. *Ver* Fármacos anti-inflamatórios não-esteroides
Alongamento, tratamento da fascite plantar, 236-237
"Amor-de-sogra", síndrome do túnel ulnar, 86-89
Amplitude de movimento (ADM), 134f
  do quadril, 170f
  dor no ombro com perda de, 38f
  exercícios para tratamento da distensão cervical, 22-23
  passiva, 38f
  tratamento da lesão ligamentar, 203, 205-206
Amplitude de movimento passiva (ADMP), diagnóstico de dor no ombro, 38f
Analgésico, creme, tratamento da osteoartrite do quadril, 175-176

Anestésica, infiltração. *Ver também* Lidocaína, infiltração; Esteroide, infiltração
tratamento da coccidínia, 169
tratamento da osteoartrite do joelho, 195, 195f, 196b-197b
tratamento da osteoartrite do quadril, 175-176
Angiografia, diagnóstico da síndrome do desfiladeiro torácico, 36-37
Antebraço, dor. *Ver também* Anterior, síndrome do nervo interósseo anterior; Pronador, síndrome do
algoritmo diagnóstico para, 102f
Anterior, impacto, 247-249
Anterior, síndrome do impacto, algoritmo diagnóstico para, 220f
Anterior, síndrome do nervo interósseo, 94-95, 97, 96f
Anterior, teste da gaveta, 202-203, 204f. *Ver também* Posterior, teste da gaveta
Anti-inflamatórios, cremes, tratamento da epicondilite lateral, 80
Apley, teste de compressão e distração, 194f
ruptura meniscal, 199-200, 200f, 201f
Aquiles, tendinite de (bursite retrocalcânea), 225-228
algoritmo diagnóstico para, 220f
Articulações zigoapofisárias, 24-27
Artrite reumatoide, bursite do olécrano e, 91-93
Artrite. *Ver também* Osteoartrite da articulação AC, 66-69, 68f
base do polegar, 104f
bursite do olécrano *versus* reumatoide (91-93)
glenoumeral, 62-67, 65f, 66f, 67b
primeira articulação carpometacarpal, 104f, 113-116, 114f, 115b, 115f
Artrocentese, do joelho
diagnóstica, para osteoartrite, 192-194, 193f, 194f
Artrografia, diagnóstica de ruptura completa do manguito rotador, 47-48
Artroplastia, 195, 198
Artroscopia
tratamento da osteoartrite do joelho, 195, 198
tratamento da ruptura meniscal, 201-202
Atraumática, terapias de reabilitação multidirecional e bilateral, 62-63. *Ver também* Trauma significativo
Avulsão do FPD 104f, 122-124

B

Banda iliotibial (BIT), síndrome, 182-183, 190f, 208-210
Bankart, lesões de, 62-63
Base do polegar, artrite, algoritmo para diagnóstico de, 104f
Bíceps, tendão, ruptura, 52-54
Bicipital, tendinite, 47-53, 49f-51f, 52b-52b
exame físico, 49f, 50f
infiltração, 52b-52b, 52
tratamento, 49-52, 52b-52b
Bigliani, tipos de acrômio (síndrome do impacto), 42-44
Bloqueio do nervo supraescapular, 67b
tratamento da capsulite adesiva, 70-71
Bloqueio do ramo medial, 134f
Botulínica, toxina, infiltração
para tratamento da fascite plantar, 237-238
para tratamento da síndrome do piriforme, 167-168

Braquial, plexo, compressão
  separação da articulação
    acromioclavicular e,
    73-74
  síndrome de Parsonage-Turner,
    diagnóstico diferencial, 38
Bursite
  olécrano, 76f
  pata-de-ganso, 190f, 210-214,
    213f, 212b-212b, 214f
  pré-patelar, 190f, 214-215
  retrocalcânea, 220f, 225-228
  tendinite do iliopsoas, 185-187
  trocanter maior, 182-185, 184f
Bursite da pata-de-ganso, 210-214,
    213f, 212b-212b 214f
  algoritmo diagnóstico para, 190f
Bursite do olécrano, 91-94
  estudos diagnósticos, 92-93
  tratamento, 92-94
Bursite pré-patelar, 214-215
  algoritmo diagnóstico, 190f
Bursite retrocalcânea (tendinite de
    Aquiles), 225-228
  algoritmo diagnóstico, 220f
Bursite trocantérica, 182-185
  antecedentes, 182-183
  apresentação clínica, 182-184
  exame físico, 184-185
  tratamento, 185

C

Cadeia fechada, exercícios
  tratamento da osteoartrite do
    joelho, 194-195
  tratamento da ruptura meniscal,
    201-202
  tratamento da síndrome
    patelofemoral, 208-209
Calafrios, como sintoma de alerta
  dor lombar irradiada para a per-
    na, 135
  dor no joelho e, 191-192
  dor no quadril e virilha e, 171
  dor no tornozelo e, 221
Calçados especiais
  fascite plantar, 236-237
  neuroma interdigital, 238-239
  tratamento da lesão capsular do
    hálux, 240-242
  tratamento da metatarsalgia,
    239-240
  tratamento do hálux rígido,
    232-233
Calcâneo, tendão do, ruptura,
    241-244, 243f
Calcificação, depósito, síndrome do
    impacto por, 43-44
Calor úmido
  tratamento da capsulite adesiva,
    70-71
  tratamento do estiramento
    cervical, 22-23
Calor, edema, dor na articulação
    do tornozelo com, 221
  dor no quadril e virilha com,
    171
Calosidade (plantar),
    metatarsalgia, 239-240
Caminhar e sentar-se,
    (agravamento de
    sintomas), 134f
Capacidade de carga, 170f
Carpo, síndrome do túnel do (STC),
    98f, 103-108, 110,
    104f-109f, 109b
  estudos diagnósticos, 108
  tratamento, 108, 110, 109b-109b,
    109f
Carpo, teste de compressão do, na
    síndrome do túnel do
    carpo, 107f
Carpometacarpal (CMC), artrite do
    primeiro, 113-116, 114f,
    115b, 115f
  algoritmo para diagnóstico
    diferencial, 104f
Cefaleia, como causa de neuralgia
    occipital, 27
Células, contagem de, diagnóstico
    da osteoartrite do joelho,
    192, 194
Cervical, articulação da
    faceta (zigoapofisária),
    síndrome, 24-27

antecedentes, 24-25
apresentação clínica, 25-26
exame físico, 25-26
teste diagnóstico, 26
tratamento, 26-27
Cervical, artropatia da
faceta, 38f
Cervical, dor discogênica, 28-34
tratamento, 29-34
Cervical, dor miofascial, 14
antecedentes, 23-24
apresentação clínica, 23-24
estiramento cervical e, 21-22
exame físico, 23-24
tratamento, 24-25
Cervical, estiramento
antecedentes, 21-22
apresentação clínica, 21-22
dor miofascial cervical, 21-22
exame físico, 22-23
tratamento, 22-23
Cervical, fusão, como tratamento
da dor discogênica,
33-34
Cervical, mielopatia, 33-36
Cervical, radiculopatia, 15-22, 16f,
17t, 18f, 19f, 38f
algoritmo diagnóstico, 14
antecedentes e sintomas, 15,
16f, 17t
apresentação clínica, 17
dor na mão por, 104f
estudos diagnósticos, 18-20
exame físico, 17-19
padrões, 17t
teste de Spurling, 17-18, 18f
tratamento, 20-22
Cifose, dor miofascial cervical
associada à, 23-24
Cirurgia
estabilização escapular,
tratamento da síndrome
de Parsonage-Turner, 39
hálux rígido, 231-233, 233f
tratamento da artrite glenoumeral,
64-67, 66f 67b
tratamento da espondilolistese
de Graus III e IV, 164-165
tratamento da lesão de
Bankart, 62-63
tratamento da lesão de
ligamentos, 203, 205-206
tratamento da lesão SLAP, 55-58
tratamento da mielopatia
cervical, 34-36
tratamento da osteoartrite do
joelho, 195, 198
tratamento da radiculopatia
cervical, 21-22
tratamento da ruptura completa
do manguito rotador, 47-
48
tratamento da ruptura do
menisco, 201-202
tratamento da ruptura do tendão do bíceps, 53-54
tratamento da separação
acromioclavicular, 74-75
tratamento da síndrome do
impacto, 44-45
tratamento da síndrome do túnel ulnar, 88-89
tratamento da síndrome
patelofemoral, 208-209
troca de superfície patelar,
208-209
Cirurgia de liberação lateral,
tratamento da síndrome
patelofemoral, 208-209
CMC, artrite. *Ver* Carpometacarpal,
artrite do primeiro dedo
Coccidínia, 134f, 167-169
Codman, exercícios, tratamento da
síndrome do impacto,
44b
Colateral, ligamento, do polegar,
76f, 88-92
Compressão da medula vertebral
cervical, mielopatia,
33-36
teste de Hoffman, 18-19
Compressão do nervo cutâneo femoral lateral (meralgia
parestésica), 177-181
antecedentes, 177-179
apresentação clínica, 179-180

estudos diagnósticos, 179-180
exame físico, 179-180
tratamento, 180-181
Compressão ulnar no punho (síndrome do canal de Guyon), 86f, 129-132
Compressão, fratura não-deslocada do colo femoral, 191-192, 194
Condroitina, sulfato. *Ver também* Esteroide, infiltração
tratamento da osteoartrite do joelho, 192, 194
tratamento da osteoartrite do quadril, 175-176
Congelado, ombro, 38f, 69-71
Contralaterais, rotação e extensão, 18
Cotovelo
dor no algoritmo diagnóstico para, 76f
como sinal de alerta, 79b
dor no ombro com flexão do, 38f
estudos diagnósticos, 99-101, 99f-101f
fratura do, 98-101
luxação do, 60f, 95, 97-99
tratamento, 100-101
Couteiro, polegar de. *Ver* Esquiador, polegar de
Cozen, teste de, 76f
diagnóstico da epicondilite lateral, 79f, 80
Cristalino, depósito
bursite do olécrano e, 91-93
diagnóstico de osteoartrite de joelho, 192, 194
Cruzado, teste do braço
exame da artrite na articulação AC, 17
exame físico da separação acromioclavicular, 73-74

D

De Quervain, síndrome de, 104f, 108, 110-113, 112b, 112f

Dedo. *Ver também* Dor na mão
dedo de esquiador, 104f, 114-118, 117f
dor no polegar, 104f
em gatilho, 104f, 120, 119f, 120b
estiramento, 128-131
torção, 104f, 122-124
Dedo edemaciado (entorse do dedo) 128-131
Dedo em gatilho, 104f, 117-120, 119f, 120b
Déficits sensoriais, 17t, 18-19
Disco
hérnia de, 33-36
prótese, tratamento da dor cervical discogênica, 33-34
terapia eletrotérmica intradiscal, 149-150
Discogênica, dor lombar, 14, 134, 144-150
antecedentes, 144-147
apresentação clínica, 146-149
estudos diagnósticos, 148-149
tratamento, 148-150
Discografia, 134f
Distal, articulação interfalângica, dor na, 86f
Distensão/estiramento lombar, 134f, 135-138
antecedentes, 135-137
apresentação clínica, 136-137
estudos diagnósticos, 136-138
exame físico, 136-137
tratamento, 137-138
Distúrbio do sono
distensão cervical, 22-23
radiculopatia cervical, 17, 20
Doença de Osgood-Schlatter, 217-219, 218f
algoritmo para diagnóstico, 190f
Doppler, exames com. *Ver também* Ultrassom
diagnóstico de síndrome do desfiladeiro torácico, 36-37
Dor irradiada para o braço, como sinal de alerta, 14, 15

Dor lombar e dor irradiada para a perna 135-169
  como sinal de alerta, 135
Dor na articulação sacroilíaca (SI), 152-153-156-157, 154f
  exame físico, 153-156, 154f
  teste de compressão, 155-156
Dor na coxa, algoritmo diagnóstico, 170f
Dor na mão. *Ver também* Dedo; Dor no punho; distúrbios específicos
Dor na perna, irradiando-se, 134f. *Ver também* distúrbio específico
  algoritmo diagnóstico, 134f.
Dor no joelho, algoritmo diagnóstico para, 190f
  sinal de alerta, 191-192
  tendinite patelar, 209-211
Dor no ombro, 39-75
  algoritmo diagnóstico para, 38f
  como sinal de alerta, 39
Dor no pescoço, algoritmo diagnóstico para, 14
  causa mais comum de, crônica, 24-27
  como sinal de alerta, 15
Dor no punho. *Ver também* Dor na mão
  como sinal de alerta, 103
  síndrome do canal de Guyon, 104f 129-132
Dor posicional, radiculopatia cervical como causa de, 17
Dormência, 76f
  algoritmo diagnóstico para quadril, 170f
  antebraço, 104f
  apresentação clínica, 38
  diagnóstico de síndrome do desfiladeiro
  diagnóstico de síndrome do túnel ulnar, 87-88
  dor no ombro com, 38f
  síndrome de Parsonage-Turner
  síndrome do pronador, 93-94
  síndrome do túnel do tarso, 230-231
  torácico, 35-37
Dupuytren, doença de, 131-133

E

EA. *Ver* Espondilite anquilosante
Edema, como sinal de alerta, 191-192. *Ver também* Inflamação
EIAS. *Ver* Espinha ilíaca ântero-superior
Eletromiografia/estudos de condução nervosa (EMG/ECN)
  diagnóstico da compressão do nervo cutâneo femoral lateral, 179-180
  diagnóstico da radiculopatia cervical, 18-20
  diagnóstico da síndrome de Parsonage-Turner, 39
  diagnóstico da síndrome do desfiladeiro torácico, 35-37
  diagnóstico da síndrome do pronador, 93-94
  diagnóstico da síndrome do túnel do carpo, 108
  diagnóstico da síndrome do túnel do tarso, 230-231
  diagnóstico da síndrome do túnel radial, 83-84
  diagnóstico da síndrome do túnel ulnar, 88-89
Elevação da perna, 134f
Elíptica, exercícios, máquina, tratamento da osteoartrite de quadril, 175-176
Emergência, avaliação, mielopatia cervical, 33-36
Enfaixamento, tratamento da síndrome patelofemoral, 208-209
Entorse da MTF do hálux, 240-242

Entorse de punho, 125-127
Epicondilite lateral (cotovelo de tenista), 77-81, 78f-80f, 81b
 exame físico, 78-80, 78f, 79f
 tratamento, 80f, 81b
Epicondilite medial (cotovelo de golfista),83-87, 85f 86f
 tratamento, 84-87, 86f 86b
Epidural, infiltração de esteroides tratamento da radiculopatia cervical, 20-22
Ergonômica, orientação, tratamento da dor miofascial cervical, 24-25
Esclerótomo, 15, 16f
"Escutando" o corpo, tratamento da osteoartrite do quadril, 175-176
Espasmo agudo, 134f
Espinha ilíaca ântero-superior (EIAS), 179-180
Espondilite anquilosante (EA), 134f, 157-160
 estudos diagnósticos, 158-159
 tratamento, 158-160
Espondilólise lombar (fratura da parte interarticular), 159-163, 162f
 antecedentes, 159-160
 apresentação clínica, 159-160
 estudos diagnósticos, 160-161, 162f
 exame físico, 160-161
 tratamento, 160-163
Espondilolistese, 156f, 163-165
 tratamento, 164-165
Estágios de Neer na patologia do manguito rotador, 40
Estenose vertebral, 129-131, 156-158
Esteroides orais para tratamento da radiculopatia cervical, 20
 condições inflamatórias ou malignas e, 20
Estiramento do músculo pectíneo, 181-183, 182f

Estudos radiográficos
 bursite do olécrano e fratura, 91-93
 diagnóstico de capsulite adesiva, 70-71
 diagnóstico de espondilite anquilosante, 158-159
 diagnóstico de lesão SLAP, 55
 diagnóstico de ruptura completa do manguito rotador, 46-48
 diagnóstico de ruptura labral do quadril, 178-179
 diagnóstico de separação acromioclavicular, 73-75
 diagnóstico de síndrome de Parsonage-Turner, 39
 diagnóstico de síndrome do desfiladeiro torácico, 36-37
 entorse da MTF do hálux, 240-242
 fratura de estresse do colo femoral, 188-189, 191-192
 impacto anterior do tornozelo, 247-249
 lesão de Hill-Sachs, 62f
 osteoartrite de joelho, 192, 194-195, 193f, 194f
 osteoartrite de quadril, 174-175, 174f
 ruptura meniscal, 199-200
 síndrome do impacto, 42-44
 síndrome do túnel do tarso, 230-231
Exercícios. *Ver também* Fisioterapia
 alongamento, como tratamento da fascite plantar, 236-237
 amplitude de movimento, 22-23, 134f, 203, 205-206
 com carga, 175-176, 225-226
 de cadeia fechada, 194-195, 201-202, 208-209
 de Codman, como tratamento da síndrome do impacto, 44b

diretrizes da Little League (Liga
Infantil), máximo de
arremessos, 89-90
evitação da ginástica, 164-165
máquina elíptica, 175-176
natação, 175-176
programa de, domiciliares,
24-25, 70-71, 137-138
Exercícios com carga para
tratamento de estiramen-
to no tornozelo, 225-226
tratamento da osteoartrite do
quadril, 175-176

F

Facetária, articulação. *Ver também*
Cervical, articulação
facetária (zigoapofisária),
síndrome; síndrome
articular facetária
(doença zigoapofisária)
doença, 14, 134f
dor, 24-27
hipertrofia, 18-19, 33-36
Fármacos anti-inflamatórios
não-esteroides (AINEs), 20
perfil negativo de efeitos
colaterais, 195
síndrome do nervo interósseo
anterior, 94-95
síndrome do pronador, 93-95
tratamento da artrite
acromioclavicular, 67-69
tratamento da capsulite adesiva,
70-71
tratamento da distensão cervical,
22-23
tratamento da dor discogênica
cervical, 29-34
tratamento da dor miofascial
cervical, 24-25
tratamento da epicondilite
lateral, 80
tratamento da estenose vertebral,
157-158
tratamento da osteoartrite do
joelho, 195
tratamento da osteoartrite do
quadril, 175-177
tratamento da radiculite/
radiculopatia
lombossacra, 144-146
tratamento da síndrome do
impacto, 44
tratamento da tendinite
bicipital, 49-51
tratamento das lesões labrais
póstero-anterior e
superior (SLAP), 55-58
tratamento do estiramento de
tornozelo, 225-226
Fascite plantar, 234-238
Febre, como sintoma de alerta, 15
dor lombar e dor irradiada com,
135
dor no joelho com, 191-192
dor no quadril e na virilha com,
171
dor no tornozelo com, 221
Femoral, fratura por estresse do
colo, 187-189
algoritmo diagnóstico para, 170f
antecedentes, 187
apresentação clínica, 188-189,
191-192
estudos diagnósticos, 191-192
exame físico, 188-189, 191-192
tratamento, 188-189,
191-192, 194
Finkelstein, teste de, 104f
Fisioterapia. *Ver também*
Exercícios
tratamento da dor miofascial
cervical, 24-25
tratamento da lesão
ligamentar, 203, 205-206
tratamento da osteoartrite do
joelho, 194-195
tratamento da radiculopatia
cervical, 20
tratamento da ruptura
completa do manguito
rotador, 47-48
tratamento da ruptura do
tendão do bíceps, 53-54

tratamento da ruptura labral do quadril, 177-179
tratamento da síndrome de Parsonage-Turner, 39
tratamento da síndrome do desfiladeiro torácico, 36-37
tratamento da síndrome do túnel radial, 83-84
tratamento da síndrome do túnel ulnar, 88-89
tratamento da síndrome patelofemoral, 208-209
tratamento da tendinite bicipital, 49-51
tratamento de artrite acromioclavicular, 67-69
tratamento de separação acromioclavicular, 74-75
Flexão, abdução, rotação externa (FABER), teste de, 134f
diagnóstico para estiramento da virilha, 172-173, 172f
exame físico para dor sacroilíaca, 153-154, 154f
Flexão, abdução, rotação interna (FAIR), testes de, 134f
diagnóstico da síndrome do piriforme, 165-166, 167f
Flexor longo do hálux (FLH), tendinite, 226-228
algoritmo diagnóstico para, 220f
Foraminal, estenose, 18-19, 34-35
Formigamento, dor no ombro com, 38f
Fortalecimento do quadríceps
tratamento da osteoartrite do joelho, 194-195
tratamento da ruptura meniscal, 201-202
tratamento da síndrome patelofemoral, 208-209
Fraqueza, coxa, algoritmo diagnóstico, 170
diagnóstico de síndrome do desfiladeiro torácico, 35-37

exame físico na síndrome de Parsonage-Turner, 38
Fratura
bursite do olécrano, 91-93
cotovelo, 98-101, 99f, 100f, 101f
da mão, 104f
dor lombar por, 134f
escafoide, 124-126
fratura de estresse do colo femoral, 188-189
fraturas de estresse do pé, 252-254
fraturas de estresse do tornozelo e, 252-254
parte interarticular, 159-163, 162f
parte interarticular, na radiografia, 134f
torção do tornozelo e, 225-226
Fratura da parte interarticular (espondilólise lombar), 159-163, 162f
antecedentes, 159-160
apresentação clínica, 159-160
estudos diagnósticos, 160-161, 162f
exame físico, 160-161
tratamento, 160-163
Fratura do escafoide 124-126
Froment, sinal de, 76f
diagnóstico da síndrome do túnel ulnar, 88-89

G

Gabapentina, 20
Ganglônico, cisto, 86f, 120-123
Gelo
tratamento da artrite acromioclavicular, 67-69
tratamento da distensão cervical, 22-23
tratamento da dor discogênica cervical, 29-34
tratamento da epicondilite lateral, 80
tratamento da fascite plantar, 236-237

tratamento da metatarsalgia, 239-240
tratamento da radiculopatia cervical, 20
tratamento da separação da articulação acromioclavicular, 74-75
tratamento da síndrome de impacto, 44
tratamento da síndrome patelofemoral, 208-209
tratamento da tendinite bicipital, 49-51
tratamento de capsulite adesiva, 70-71
Ginástica, evitação, tratamento da espondilolistese, 164-165
Glenoumeral, artrite, 62-67, 65f, 66f, 67b
  antecedentes, 62-64
  estudos diagnósticos, 63-64, 65f
  tratamento, 64-67, 66f, 67b
Glicosamina
  tratamento da osteoartrite do joelho, 192, 194
  tratamento da osteoartrite do quadril, 175-176
Golfista, cotovelo de (epicondilite medial), 83-87, 85f, 86f
  tratamento, 84-87, 86f, 86b
Gram, corante, diagnóstico da osteoartrite do joelho, 192, 194
Guyon, síndrome do canal de (compressão ulnar no punho), 86f, 129-132

H

Haglund, síndrome de (bursite retrocalcânea), 220f, 225-228
Hálux rígido, 231-233, 233f
Hálux valgo (joanete), 233-235
Hawkins-Kennedy, teste de, 40-42, 41f
Herniação discal, 33-36
Hill-Sachs, lesão de, 62f
Hiperextensão repetitiva, evitação, tratamento de espondilolistese, 164-165
Hiperpronação, síndrome do túnel do tarso, 230-231
Hipertrofia ligamentar, 33-36
Hoffman, reflexo de, 18-19, 19f

I

IFD, dor articular. *Ver* Distal, articulação interfalângica, dor na
Imobilização
  tratamento da síndrome do nervo interósseo anterior, 94-95
  tratamento da síndrome do túnel radial, 83-84
  tratamento da síndrome do túnel ulnar, 88-89
  tratamento de fascite plantar, 236-237
Impacto posterior do tornozelo, 248-250
Incontinência, como sinal de alerta. *Ver também* Função vesical, alterações
  com dor no pescoço/dor irradiada para o braço com, 15-16, 21-22
Infecção, bursite do olécrano e, 91-93
Infiltração de ácido hialurônico para tratamento da osteoartrite do quadril, 175-176
  tratamento da osteoartrite de joelho, 195, 198
Infiltração de esteroides subacromial, tratamento da síndrome do impacto, 43-45, 44b-44b, 45f
Infiltração de esteroides. *Ver também* Infiltração

anestésica; sulfato de condroitina
síndrome de túnel radial, diagnóstico e tratamento, 83-84
tratamento da lesão SLAP, 55-58
tratamento da neuralgia occipital, 25-28
tratamento da osteoartrite do joelho, 195, 195t, 196b-197b
tratamento da osteoartrite do quadril, 175-176
tratamento de artrite acromioclavicular, 67-69
tratamento de coccidínia, 169
tratamento de dor discogênica cervical, 33-34
tratamento de dor lombar discogênica, 148-150
tratamento de fascite plantar, 236-237
tratamento de ruptura labral do quadril, 177-179
tratamento de tendinite bicipital, 49-51
Infiltração de lidocaína, 196b-197b. *Ver também* Infiltração anestésica para síndrome do impacto, diagnóstico e terapia, 43-44
bloqueio de nervo supraescapular, 67b
tratamento de epicondilite medial, 86b
Infiltração de ponto-gatilho, tratamento de síndrome do piriforme, 166-168
Infiltração intra-articular
tratamento da osteoartrite do joelho, 195f, 196b-197b, 195, 198
tratamento da osteoartrite do quadril, 175-176
Inflamação, espondilite anquilosante, marca diagnóstica 158-159
edema e, 191-192
Interna, estabilização, tratamento da ruptura labral do quadril, 177-179
Intestinal, função, alterações na, 15, 21-22
dor lombar com irradiação para a perna e, 135
mielopatia cervical, 34-35

J

Joanete (hálux valgo), 233-235
Joelho de saltador (tendinite patelar), 209-211

L

LCL. *Ver* Ligamento colateral lateral
LCM. *Ver* Ligamento colateral medial
LCP. *Ver* Ligamento cruzado posterior
LCU. *Ver* Lesão do ligamento colateral ulnar
Lesão da panturrilha medial (perna de tenista), 242-246
Lesão do ligamento colateral ulnar (LCU), 76f, 88-92
Lesão do ligamento medial, 190f
Lesão em chicotada, 24-27
Lesão ligamentar, 201-206, 204f
Ligamento colateral lateral (LCL), 201-206
Ligamento colateral medial (LCM), 201-206
Ligamento cruzado posterior (LCP), 201-206
Little League (Liga Infantil), diretrizes, número máximo de arremessos, 89-90
Lombar, dor. *Ver também* distúrbio específico
algoritmo diagnóstico para, 134f
inferior, com dor irradiada para a perna, 135-169

Luxação
cotovelo, 76f, 95, 97-99
ombro, 56-63, 60f-61f
antecedentes, 56-58
apresentação clínica, 58-59
estudos diagnósticos, 61-63, 62f
exame físico, 58-62, 60f, 61f
Luxação do ombro, 56-63, 60f-62f
antecedentes, 56-58
apresentação clínica, 58-59
estudos diagnósticos, 61-63, 62f
exame físico, 58-62, 60f, 61f
instabilidade, 38f

M

Maior, trocanter, bursite, 182-185, 184f
algoritmo diagnóstico, 170f
apresentação clínica, 182-184
exame físico, 184-185, 184f
tratamento, 185
Manipulação manual
tratamento da luxação do ombro, 62-63
tratamento da síndrome do desfiladeiro torácico, 36-37
tratamento de capsulite adesiva, 70-71
Manobra de Pace, 134f
Mão, dor na. *Ver também*, Dedo; Dor no punho; distúrbio específico
algoritmo diagnóstico para, 104f
como sinal de alerta, 103
Marcha, prejuízo da, 230-231. *Ver também* Pé e tornozelo, fraturas de estresse; Calçados especiais
Meniscectomia, tratamento da ruptura do menisco, 201-202

Meralgia parestésica (compressão do nervo cutâneo femoral lateral), 177-181
antecedentes, 177-179
apresentação clínica, 179-180
estudos diagnósticos, 179-180
exame físico, 179-180
tratamento, 180-181
Metatarsalgia, 239-240
Metatarsofalângica (MTF)
articulação, osteoartrite da, 231-233, 233f
entorse da MTF do hálux, 240-242
MTF, articulação. *Ver* Articulação metatarsofalângica
Muletas, fratura de estresse do colo femoral e a necessidade de, 191-192

N

Natação, tratamento da osteoartrite do quadril, 175-176
Nervo radial, teste de Tinel, 76f
Neuralgia occipital, 14, 25-28
Neuroma de Morton (neuroma interdigital), 237-239, 238f
teste do aperto para, 237-239, 238f
Neuroma interdigital (neuroma de Morton), 237-239, 238f
Neuropatia do cutâneo femoral lateral, algoritmo diagnóstico para, 170f
Neuropatia do obturatório, 170f, 180-183, 182f
exame físico, 181-183, 182f
tratamento, 182-183
Neuropatia ulnar, dor na mão por, 103f

O

OA. *Ver* Osteoartrite
OCD. *Ver* Osteocondrite dissecante

Óssea, anormalidade, contra ruptura meniscal, 199-200
Osteoartrite (OA). *Ver também* Artrite acromioclavicular, 39f
  hálux rígido, 231-233, 233f
  joelho, 191-195, 198, 193f, 194f, 195f, 196b-197b
    algoritmo diagnóstico, 190f
  primeira articulação carpometacarpal, 113-116, 114f, 115b, 115f
    algoritmo diagnóstico, 104f
  quadril, 173-177, 174f
  tornozelo, 227-230
    algoritmo diagnóstico para, 220f
Osteoartrite de quadril, 173-177, 174f
  antecedentes, 173-174
  apresentação clínica, 173-174
  estudos diagnósticos, 174-175, 174f
  exame físico, 173-174
  tratamento, 175-177
Osteoartrite do joelho, 191-195, 198, 193f, 194f, 195f, 196b-197b
  algoritmo diagnóstico para, 190f
  antecedentes, 191-192
  apresentação clínica, 191-192, 194
  estudos diagnósticos, 192-194, 193f, 194f
  exame físico, 192, 194
  tratamento, 194-195, 198, 195f, 196b-197b
Osteocondrite dissecante (OCD), 190f, 215-218
Osteotomia, tratamento da osteoartrite do joelho, 195, 198

P

Pé e tornozelo, fraturas por estresse, 252-254
Perda de peso (involuntária), 15
  dor lombar com irradiação para a perna e, 135
Perda de pulso, como sinal de alerta
  dor no joelho com, 191-192
  dor no quadril e na virilha com, 171
  dor no tornozelo com, 221
Polegar. *Ver* Dedo
Polegar de esquiador, 104f, 114-118, 117f
Postura. *Ver também* Calçado, orientação especializada em, 44
  adequada e inadequada, 21-22
  cifose, 23-24
  síndrome do desfiladeiro torácico por, anormal, 36-37
Primeira carpometacarpal (CMC)
  algoritmo de diagnóstico diferencial, 104f
  artrite, 113-116, 114f, 115b, 115f
Programa de exercícios domiciliares (PED), 24-25, 70-71
  para tratamento de estiramento/torção lombar, 137-138
Programa de exercícios domiciliares, 24-25, 70-71
  distensão/estiramento lombar, tratamento, 137-138
Proteção, atividade restrita, gelo, compressão, elevação, 89-90
  lesão ligamentar, 203, 205-206
  tratamento da ruptura de menisco, 201-202
  tratamento de entorse da MTF do hálux, 240-242

tratamento de impacto anterior no tornozelo, 247-249
tratamento de impacto posterior no tornozelo, 248-250
tratamento de lesão medial da panturrilha, 245-246
tratamento do estiramento do tornozelo, 225-226
Prótese de quadril, tratamento da osteoartrite de quadril, 175-177
Protetor de cotovelo para práticas esportivas, tratamento da síndrome do túnel ulnar, 88-89

Q

Quadril e virilha, dor
algoritmo diagnóstico para, 170f
como sinal de alerta, 171
Quadril, artroscopia
diagnóstico da lesão labral do quadril, 177-179
tratamento para lesão labral do quadril
Quadril, flexão e adução, 178f
Quadril, fusão, tratamento da osteoartrite do quadril, 175-176
Quadril, osteoartrite, 173-177, 174f
antecedentes, 173-174
apresentação clínica, 173-174
estudos diagnósticos, 174-175, 174f
exame físico, 173-174
tratamento, 175-177
Quadril, prótese, tratamento da osteoartrite, 175-177
Quadril, ruptura labral do, 176-179, 178f
estudos diagnósticos, 177-179
tratamento, 177-179
Quadril, ruptura lateral do, algoritmo diagnóstico para, 170f
Quente, articulação, e edemaciada
dor no quadril e na virilha e, 171
dor no tornozelo e, 221

R

Radiculite/radiculopatia lombar, 134f
Radiculite/radiculopatia lombossacra, 137-146, 139f, 140t, 141f-145f
antecedentes, 137-139, 139f
apresentação clínica, 138-140, 140t
estudos diagnósticos, 142-143, 145f
exame físico, 140-143, 141f-144f
tratamento, 143-146
Raiz nervosa, 15, 16f, 17-18
Reflexo de Hoffman, 18-19, 19f
Reflexos diminuídos, 17t, 18-19
síndrome de Parsonage-Turner, exame físico, 38
Relaxante muscular tratamento da distensão cervical, 22-23
tratamento da radiculopatia cervical, 20
Repouso, gelo, compressão, elevação
tratamento da distensão de virilha, 172-174
tratamento da osteoartrite do tornozelo, 229-230
tratamento da tendinite/ bursite de iliopsoas, 187
Ressonância magnética (RM)
detecção das lesões de Bankart, 62-63
diagnóstico da lesão póstero-anterior e superior (SLAP), 55-56
diagnóstico da mielopatia cervical, 34-36

diagnóstico da ruptura
completa do manguito
rotador, 46-47
diagnóstico da separação
articulação
acromioclavicular, 73-75
diagnóstico da síndrome de
Parsonage-Turner, 39
diagnóstico da síndrome do
desfiladeiro torácico,
36-37
diagnóstico da síndrome do
impacto, 43-44
diagnóstico de instabilidade e
luxação do ombro, 62-63
dor no ombro exigindo, 38f
fratura de estresse do colo
femoral, 188-189,
191-192
na síndrome da articulação
facetária cervical, 25-26
radiculopatia cervical, 18-20
ruptura de menisco, 199-200
tendinite/bursite de iliopsoas,
186
Ruptura completa do manguito
rotador, 44-48
tratamento da, 47-48
Ruptura de menisco, 195,
198-202, 199f-201f
anormalidade óssea e,199-200
antecedentes, 195, 198
apresentação clínica, 195, 198
exame físico, 198-200, 199f-201f
Ruptura do manguito rotador, 38f,
40, 44-48. *Ver também*
Síndrome do impacto
(tendinite do manguito
rotador)
Ruptura lateral do quadril,
algoritmo diagnóstico
para, 170f
Rupturas labral póstero-anterior e
superior (lesão SLAP),
38f, 53-58, 56f, 57f
exame físico, 54-55, 56f, 57f
tratamento, 55-58

S

SDT. *Ver* Síndrome do desfiladeiro
torácico
Sensibilidade dolorosa muscular
epicôndilo medial, 76f
síndrome de Parsonage-Turner,
exame físico, 38
Sinal do cinema, 190f
Síndrome articular facetária
(doença zigoapofisária),
149-153, 151f
exame físico, 150-152, 151f
tratamento, 152-153
Síndrome da articulação
zigoapofisária. *Ver*
Síndrome da articula-
ção facetária cervical
(SPECT)
Síndrome da interseção 126-128
Síndrome de Parsonage-Turner, 14,
38-39
Síndrome do desfiladeiro torácico
(SDT), 14, 35-37
Síndrome do estresse tibial medial
(agulhadas na canela),
246-248
Síndrome do impacto (tendinite do
manguito rotador),
39-45,41f, 42f, 43f, 45f.
Ver também Ruptura do
manguito rotador
algoritmo diagnóstico para, 38f
antecedentes, 39-40
apresentação clínica, 40
estágios da patologia, 40
estudos diagnósticos, 42-44
exame físico, 40-42, 41f,
42f, 43f
ruptura completa do manguito
rotador, 47-48
tipos de acrômio de Bigliani, 42-44
tratamento, 43-45

Síndrome do impacto posterior, algoritmo diagnóstico, 220f
Síndrome do piriforme, 134f, 164-168, 167f
 tratamento, 166-168
Síndrome do pronador, 93-95
Síndrome do túnel radial, 60f, 81-84
 antecedentes, 81-82
 apresentação clínica, 82
 estudos diagnósticos, 83-84
Síndrome do túnel tarsal, 229-232
 algoritmo diagnóstico, 134f
Síndrome patelofemoral (SPF), 206-209, 207f
 algoritmo diagnóstico, 190f
 antecedentes, 206-207
 apresentação clínica, 206-207
 exame físico, 206-208, 207f
 tratamento, 208-209
Sintomas neurológicos, como sinal de alerta, 15-16
 com dor no joelho, 191-192
 dor lombar com irradiação para a perna e, 135
 dor no quadril e na virilha com, 171
 dor no tornozelo com, 221
 neuralgia occipital, 14, 25-28
 separação acromioclavicular, exame físico, 73-74
Solado em mata-borrão, 232-233. *Ver também* Calçado especial
SPECT, síndrome da articulação facetária cervical, diagnóstico de, 25-26
SPF. *Ver* Síndrome patelofemoral
STC. *Ver* Carpo, síndrome do túnel do

T

Técnica de Stimson, 62-63
Tendinite patelar (joelho de saltador), 209-211
Tendinite, bíceps, 38f
 Perna de tenista (lesão medial da panturrilha), 242-246
Tendinite/bursite de iliopsoas, 185-187
 algoritmo diagnóstico para, 170f
 tratamento, 187
Terapia eletrotérmica intradiscal (TETI), tratamento da dor lombar discogênica, 149-150
Teste da gaveta posterior, 203, 205-206.
Teste de inclinação, 134f
Teste de Lachman, 202-203, 204f
Teste de McMurray, ruptura de menisco, 198-199, 199f
Teste de Mill, diagnóstico da epicondilite lateral, 78f, 80
Teste de Neer, 40-42, 42f
 diagnóstico de dor no ombro, 38f
Teste de O'Brien, diagnóstico de dor no ombro, 38f
 diagnóstico de lesão SLAP, 54-55, 56f, 57f
 exame de artrite acromioclavicular, 67-69
Teste de Patrick. *Ver* flexão, abdução e rotação externa (FABER)
Teste de Phalen, síndrome do túnel do carpo, 107, 107f
Teste de Speed
 ruptura do tendão do bíceps, diagnóstico de, 53-54
 tendinite bicipital, exame físico, 48-49, 49f
Teste de Spurling, 14, 104f
 diagnóstico de radiculopatia cervical, 17-18, 18f
Teste de Thompson, ruptura do tendão do calcâneo, 241-244, 243f
Teste de Tinel
 diagnóstico de síndrome do túnel ulnar, 87-88

dor no quadril, 170f
dor no tornozelo, 220f
nervo radial, 76f
punho, 104f
síndrome do túnel do carpo, 106, 106f
síndrome do túnel tarsal, 230-231
suboccipital, 14, 27
Teste de Wilson, 190f
Teste de Yergason, ruptura do tendão do bíceps, diagnóstico de, 53-54
tendinite bicipital, exame físico, 49-51, 50f
Teste do aperto, neuroma de Morton, 237-239, 238f
Teste do cachecol, exame de artrite acromioclavicular, 67-69
TETI. *Ver* Terapia eletrotérmica intradiscal
Tipoia, articulação acromioclavicular, tratamento da separação da, 74-75
Tira infrapatelar, tratamento da síndrome patelofemoral, 208-209
Tomografia computadorizada, (TC), com mielografia, diagnóstico da síndrome de Parsonage-Turner, 39
Tornozelo
fraturas por estresse, 252-254
impacto anterior, 247-249
impacto posterior, 248-250
Tornozelo e pé, órtese para tratamento da osteoartrite do tornozelo, 229-230
Tornozelo, dor
algoritmo diagnóstico para, 220f
como sinal de alerta, 221
Tornozelo, osteoartrite, 220f, 227-230
Tornozelo, torção, 221-226, 224f
antecedentes, 221
apresentação clínica, 223
exame físico, 223-223, 225, 224f
tratamento, 225-226
Trauma significativo. *Ver também* Dor lombar e dor irradiada para a perna, 135
instabilidade unidirecional traumática do ombro com lesão de Bankart, 62-63
Traumática, instabilidade unidirecional do ombro, 62-63
Tríade da atleta, fratura de estresse do colo femoral por, 188-189
Tumor na síndrome de Parsonage-Turner, diagnóstico diferencial, 38

U

Ulnar, túnel, síndrome, 76f, 86-89
tratamento, 88-89
Ultrassom
com Doppler, diagnóstico de síndrome do desfiladeiro torácico, 36-37
diagnóstico de separação acromioclavicular, 73-75
diagnóstico de tendinite do flexor longo do hálux, 250-251
tratamento da síndrome do desfiladeiro torácico, 36-37
tratamento da síndrome do impacto guiado por, 43-45
tratamento da tendinite bicipital guiado por, 49-51

V

Venografia, diagnóstico de síndrome do desfiladeiro torácico, 36-37

doença de Dupuytren, 131-133
Vesical, função, mudanças na. *Ver também* Incontinência, como sinal de alerta
dor lombar com irradiação para a perna e, 135
mielopatia cervical, 34-35
Virilha, dor, algoritmo diagnóstico para, 170f
Virilha, estiramento, 171-174, 172f
antecedentes, 171
tratamento, 172-174